In Dankbarkeit
Allen F
auf dem
Gemüsestand
der Gärtnerei/Hof
Stahl
W.nacht 23.

Matthias [illegible]

Prof. Dr. Johannes Huber

Wunderwerk Frau

PROF. DR. JOHANNES HUBER

Wunderwerk Frau

»Warum das ›schwache‹ Geschlecht
das wahrhaft starke ist«

Inhalt

Vorwort

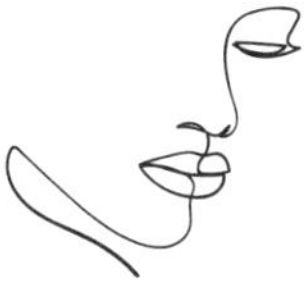

Ein Blick in unsere Kulturgeschichte verrät es: Seit jeher hat der weibliche Körper Menschen fasziniert und dazu veranlasst, Loblieder auf seine Schönheit und Wohlbeschaffenheit zu singen oder aber nachzusinnen über die funktionalen Geheimnisse, die sich in ihm verbergen. Schon die frühesten Artefakte setzen sich damit auseinander, so auch die berühmte »Venus von Willendorf«, eine rund 25.000 Jahre alte Statuette, die 1908 bei Bauarbeiten in der Wachau gefunden wurde und heute im Naturhistorischen Museum in Wien zu finden ist. Die üppigen Rundungen und überbetonten Geschlechtsmerkmale der Venus wurden lange als Verkörperung weiblicher Fruchtbarkeit bzw. Mütterlichkeit interpretiert, Eigenschaften, welche für die Gewährleistung und Weitergabe des Lebens an sich stehen dürften. Neueste Deutungen legen jedoch nahe, dass die Figur vielmehr eine alte, weise Frau repräsentiert, einer typischen Großmutter mit ihrem umfassenden reproduktiven und kulturellen Wissen Tribut zollt.[1]

Auch in der Neuzeit thematisierten Literatur, Musik und Künste, ja selbst religiös-philosophische Schriften je nach Zeitgeist und Interesse unterschiedliche Aspekte des weiblichen Körpers, den sie nicht selten als ein Wunderwerk der Schöpfung und der Natur priesen. Bis heute unterliegen solche Darstellungen sehr subjektiven Sichtweisen, sich wandelnden ästhetisch-moralischen Normvorstellungen und Modeerscheinungen oder auch ganz bestimmten Deutungshoheiten, je nachdem, welche ideologischen, gesellschaftlichen, sozialen oder machtpolitischen Einflüsse wirksam sind.

In diesem Buch wird der Versuch unternommen, sich dem vielstimmig beschworenen »Wunderwerk Frau« wertfrei und objektiv anzunähern, nämlich aus medizinisch-biologischer Sicht. Hier zeigt sich, dass es keine Übertreibung ist, angesichts der Vorteile und Eigenschaften, mit denen die Evolution Frauen ausgestattet hat, von einem wahren Wunderwerk zu sprechen. Um es auf den Punkt zu bringen und die Quintessenz der Lektüre vorwegzunehmen: Frauen sind geradezu privilegiert in genetisch-biologischer Hinsicht und diesbezüglich den Männern überlegen! Worin die weiblichen Vorzüge konkret bestehen und welch verblüffende Möglichkeiten die Evolution für Frauen über Jahrmillionen ausgetüftelt hat, soll in den zehn Kapiteln dargelegt werden.

So wie in anderen Büchern auch darf ich Ihnen, liebe Leserinnen und Leser, zur Orientierung den roten Faden skizzieren: Ausgehend von dem Umstand, dass Frauen langsamer altern als Männer, wende ich mich zunächst dem Beginn des Lebens sowie der Entstehung von Plazenta und Nabelschnur zu, die beide einem Virus zu verdanken sind. Der nächste Abschnitt untersucht die besondere zelluläre Verbindung zwischen Müttern und Kindern, die massive Auswirkungen hat auf menschliche Bindungsfähigkeit bzw. Hilfsbereitschaft und entwicklungsgeschichtlich gesehen überlebenswichtig ist. Die unterstützende Rolle des Still- und Bindungshormons Oxytocin kommt dabei zur Sprache. Das dritte Kapitel erklärt, dass Frauen deutlich mehr Gene besitzen als Männer und dies ein Grund für die größere Langlebigkeit sein könnte, ergänzt durch Ausführungen zur Epigenik und Erkenntnisse über miRNA, wonach Eltern und besonders Mütter den Kindern ihr Vorleben als Botschaft mitgeben können. Daran anknüpfend wird davon berichtet, dass wahrscheinlich nicht der Mann, sondern die Frau der erste Mensch auf Erden war und warum das so ist. Hierbei gilt es, die Entstehung der Lebensenergie und damit verbunden die Aufgaben der Mitochondrien bzw. der Chloroplasten näher auszuführen. Kapitel fünf widmet sich dem weiblichen Herzen, das bekanntlich für zwei Lebewesen schlagen muss, und spürt der Frage nach, inwiefern dieses Organ durch seine Beschaffenheit begünstigt ist. Daran anknüpfend soll es um die Muskeln gehen, die bei Frauen nachhaltiger arbeiten, ergänzt durch Überlegungen, weshalb Regeneration, Nährstoffversorgung sowie Durchblutung hier besser funktionieren. Darauf folgen Überlegungen zum Immunsystem der Frau, das gänzlich anders arbeitet als jenes des Mannes, Ovulation und Menstruation auslöst sowie beim Geschlechtsverkehr Maß nimmt am männlichen HLA-System. Verraten wird auch, warum Frauen generell besser vor Covid-19-Infektionen geschützt sind. Das achte Kapitel zeichnet nach, weswegen Frauen durchschnittlich länger leben als Männer, deren Autophagie und die Beschaffenheit ihrer Telomere sich offenbar nachteilig auswirken. Der vorletzte Abschnitt beschreibt auf neuartige Weise das weibliche Gehirn und stellt jene Mechanismen vor, welche die weibliche Nervenwelt optimieren und schützen. Abschließend erfolgt noch ein Besuch der »Geheimarchive« des weiblichen Körpers, also Fettzellen/braunes Fett, Knochen (Stammzellen) und das auch bei Schwangerschaften einflussreiche Calcium.

Im Buch greife ich immer wieder den Namen »Eva« auf (und davon abhängig »Adam« als männliche Entsprechung), den ich mit Absicht der jüdisch-christlichen Tradition entlehne und ganz bewusst als weibliche Metapher verwende, wenn ich auf evolutionsbiologische Aspekte bzw. -geschichtliche Prozesse eingehe. Sollte bei der Lektüre der Eindruck entstehen, Frauen würden wertmäßig mit Müttern gleichgesetzt werden, wäre dies zweifellos eine Diskriminierung und läge mir fern. Doch Frausein und Muttersein sind in genetischer und evolutionärer Hinsicht derart eng miteinander verzahnt, dass sie naturgemäß gemeinsam thematisiert werden müssen.

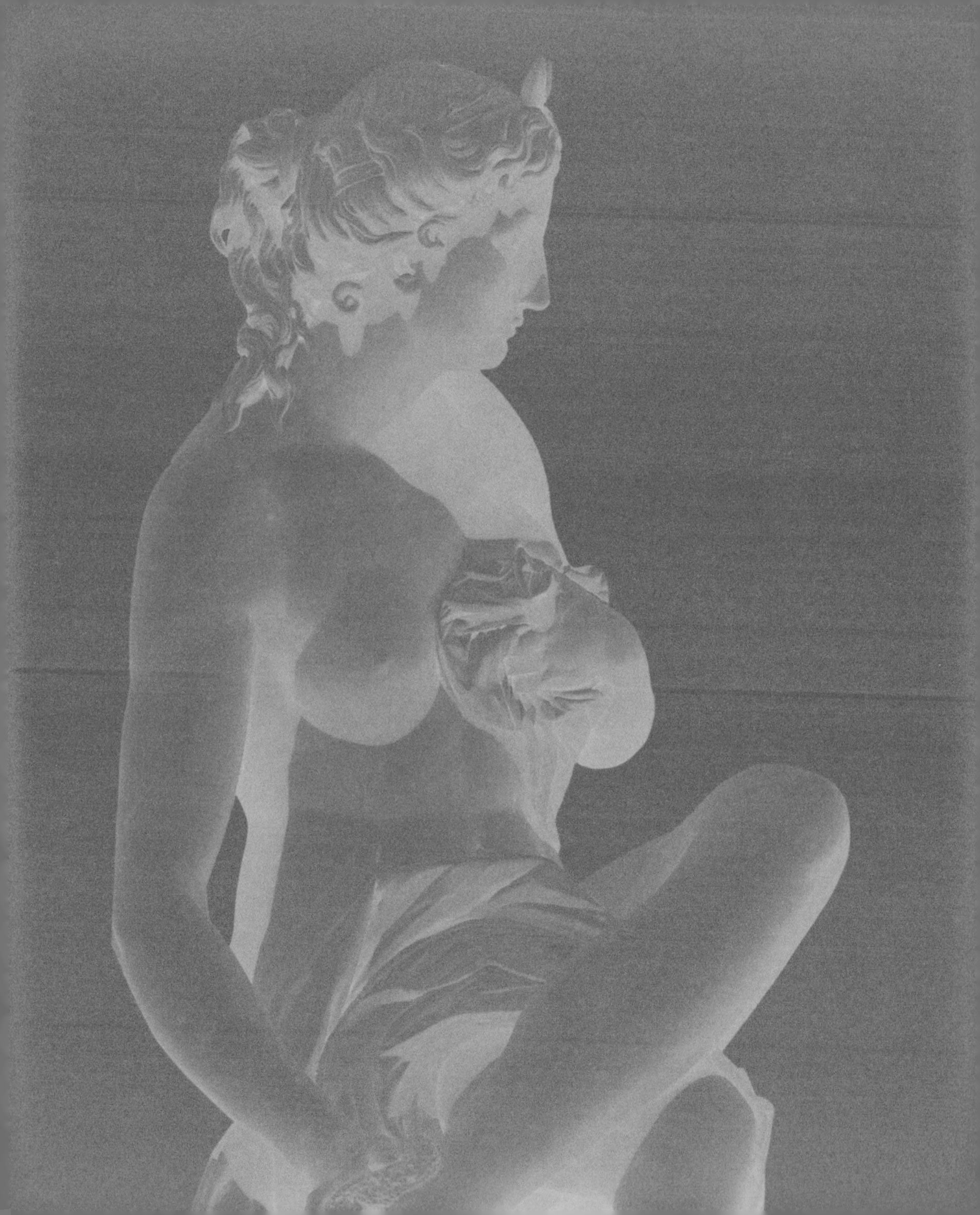

1

Im Auftrag ihrer Majestät, der Evolution

Das Geheimnis der Säugetiere

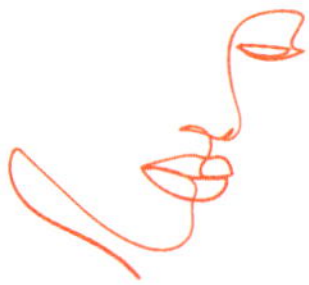

Alle zehn Jahre gibt es in Washington eine besondere Konferenz. Die letzte »White House Conference on Aging« fand 2015 statt und diskutierte Hinweise, die sich in der Zwischenzeit erhärteten: Die Anzahl jener Menschen, die älter als 110 Jahre sind, nimmt zu. Dabei sind fast nur Frauen in dieser Altersgruppe der Supercentenarians vertreten, was auf den ersten Blick nicht ganz schlüssig erscheint. Aufgrund vielfältiger gesellschaftlich-sozialer Benachteiligungen, daraus resultierender körperlich-seelischer Strapazen sowie der familiären Mehrfachbelastung etwa als berufstätige Mutter hätte man eigentlich nicht erwartet, dass Frauen gesundheitlich im Vorteil bleiben konnten. Möglicherweise gibt es da aber Geheimnisse, die man lange übersah, die den Männern fehlen und Frauen zu einem längeren Leben privilegieren.

Erhärtet wird diese Vermutung durch eine Forschergruppe aus dem chinesischen Wuhan: Frauen sind auch gegenüber Covid-19 besser geschützt als Männer.[2] Ähnliche Daten sammelte man in Europa. So berichtete am 14. Juli 2021 das deutsche Robert-Koch-Institut in einem epidemiologischen Steckbrief, dass zwar Frauen und Männer von einer SARS-CoV-2-Infektion etwa gleich häufig betroffen seien – Männer erkranken jedoch häufiger schwer und sterben laut einer Übersichtsarbeit doppelt so häufig wie Frauen.[3] Gleiches stellten Intensivmediziner fest: Männer erholen sich von der Erkrankung viel langsamer und leiden häufiger an Komplikationen als Frauen.

Diesem Phänomen versuchte man im Detail auf den Grund zu gehen: Das Blutdruck-Regulierungssystem des weiblichen Körpers unterscheidet sich stark von dem der männlichen Zeitgenossen, das Immunsystem der Frau ist anders ausgelegt als das der Männer, die Entzündungsbereitschaft durch die Eierstockhormone besser geregelt und die Regenerationsfähigkeit der weiblichen Lungenzellen einfach kraftvoller. Das alles deutet darauf hin, dass im Körper der Frau wundersame Vorkehrungen getroffen wurden, an deren Feinschliff die Evolution Hunderte Millionen Jahre gearbeitet hat.

Und das bestätigt auch die immer schneller wachsende Präzisionsmedizin, die mit Big Data und Künstlicher Intelligenz ein neues Verständnis der Biologie vorbereitet: Dass Frauen mehr arbeitende Gene haben als Männer – förmlich eine biologische Vorschau auf das spätere Leben –, weiß man seit Langem, und dass die weiblichen Chromosomen eine bessere, vor dem Alterungsprozess schützende Kappe besitzen, die Telomere, ist ebenfalls bekannt. Dass darüber hinaus aber das weibliche Geschlecht in subtiler Weise biologisch bevorzugt ist, bringt die molekulare Biologie fast monatlich neu zur Kenntnis, insbesondere durch die zurzeit intensiv betriebene Dechiffrierung des epigenetischen Codes, also der elektrischen Ladung unseres Genoms, die ebenfalls altert und dabei den gesamten Organismus mit sich zieht. Auch hierbei offenbaren Frauen ihre besseren Karten, das epigenetische Altern verläuft beim weiblichen Geschlecht beeindruckend langsam, und jede Schwangerschaft kann das noch weiter verzögern.

Wieso gibt es diesen Geschlechtsunterschied? Müsste nicht das irrtümlich als schwach bezeichnete Geschlecht als das eigentlich starke erscheinen? Verbirgt sich nicht im Körper der Frau ein Wunderwerk, das uns Männern fehlt – was hat sich die Evolution dabei wohl gedacht? Um das zu beantworten, muss man eine lange zurückliegende Geschichte erzählen.

Ein neues Erdzeitalter begann – das Mammäozän

Wahrscheinlich wird es vor 230 Millionen Jahre gewesen sein, als Mutter Natur daranging, einen Plan zu entwerfen, und diesen dann auch wirklich in die Tat umsetzte. Rückblickend betrachtet war dies eine astronomische Großleistung, beeindruckender hat sich die Evolution weder vorher noch nachher in das Gästebuch der Biologie eingeschrieben. Was war passiert?

Versetzen wir uns kurz in den schon länger zurückliegenden Biologieunterricht: Wie vermehren sich Fische?

Sie verlassen sich bei der Eiablage auf den äußeren Raum und ersparen sich die Kopulation, indem die weiblichen Tiere den Laich an Wasserpflanzen und Ähnliches kleben, was den männlichen Exemplaren die Gelegenheit bietet, praktisch im Vorbeigleiten eine Spermawolke abzusetzen. Distanzierter und exogener kann eine Kooperation von Geschlechtern bei der Fortpflanzung nicht ablaufen – sie lässt auch keine Intimität aufkommen. Sogar das Bebrüten der Eier von Vögeln und Reptilien erfolgte mitunter nur exogen – jedes Tier, auch ein völlig fremdes, oder allein der Sand, in dem die Eier vergraben wurden, hätten sie warmhalten können.

Vor diesen 230 Millionen Jahren begann sich das reproduktive Auge der Evolution von außen nach innen zu richten. Die Entstehung und das Bebrüten eines neuen Lebens wurden in ein schon vorhandenes Lebewesen hineingelegt – in Eva, die Frau und Mutter. Damit war ein neues Erdzeitalter angebrochen, das »Mammäozän« oder, wie die Gynäkosophie es bezeichnet, die Epoche der »endokrinen Innenpolitik«.

Dieses neue Kapitel in der Geschichte des Lebendigen änderte alles und soll in diesem Buch erzählt werden. Denn das Herz von Eva musste plötzlich für zwei Lebewesen schlagen – für sich und für das Kind. Das bisherige Herz-Kreislauf-System wurde völlig umgestellt und blieb so bis heute.[4]

Aber auch eine neue Immunologie legte die Evolution auf den Tisch, denn das neu heranwachsende Leben im Körper der Mutter war für sie ja artfremd.[5] Ein Teil kommt vom Vater und würde sofort abgestoßen werden, wenn nicht raffinierte, immunologische Mechanismen geschaffen worden wären, um das zu verhindern: das Tolerieren von fremder DNA, die solange steuern und gedeihen darf, bis neun Monate später die Geburt erfolgt.[6] Noch heute wirken diese »Ertragungs-Regulativa« oder auch immunologische Toleranz nach, mit vielen Vor-, aber auch mit einigen Nachteilen für die Frau. Diese werden noch ausführlich zur Sprache kommen.

Die reproduktive Revolution war auch ein energetisches Problem. So benötigte später beim Menschen eine Schwangerschaft und drei Monate Stillen zusätzlich 140.000 Kilokalorien – eine biologische Herausforderung, die schon vor dem Eintreten einer Schwangerschaft gelöst werden musste. Dafür ließ sich Mutter Natur ebenfalls vieles einfallen, denn Fertigprodukte für Babys und Kleinkinder gab es damals ja nicht. Die Ernährung des Neugeborenen musste der weibliche Körper selbst organisieren – ein energetisches Wunder, das wahr wurde. Doch kompliziertе Systeme sind bekanntlich störanfällig.[7] Es werden bei der Frau Fettdepots präkonzeptionell angelegt, bei der einen mehr, bei der anderen weniger, um all das sicherzustellen. Das erklärt auf der anderen Seite auch, warum Frauen in der zweiten Lebenshälfte öfter Gewichtsprobleme haben als ihre männlichen Artgenossen.

Evas Gehirn war der Evolution ein besonderes Anliegen, schließlich benötigte es eine hohe Gedankenschärfe und Vigilanz sowohl für das Austragen als auch für die Aufzucht des Kindes danach. Dies zeichnet das Denkorgan der Frau bis heute aus. Die weibliche Merkfähigkeit wurde bevorzugt, die Zugriffsgeschwindigkeit auf die richtigen Wörter beschleunigt.[8]

Es war also wirklich eine Großleistung, die dem Prinzip Leben dabei gelungen war und die selbst noch in den Chromosomen nachhallt. Das Y-Chromosom, das den Mann zum Mann macht, beinhaltet circa 100 Gene, das X-Chromosom der Frau hingegen 1100 Gene; also elfmal mehr! Ähnlich verhält es sich auch bei den Hormonen. Die männlichen Keimdrüsen, die Hoden, produzieren nur ein Hormon, das Testosteron – bei der Frau können die Eierstöcke gleich drei Hormongruppen herstellen: das Östradiol, das Progesteron und auch das Testosteron. Drei komplizierte Systeme, aus den Eierstöcken entfließend, fluktuieren zyklusabhängig und tasten sich gegenseitig ab. Beim Mann kommt das Testosteron aus den Hoden undifferenziert und gleichmäßig heraus, vergleichbar mit Wasser aus dem Gartenschlauch; müsste man dafür einen Vergleich mit der Schweizer Uhrmacherkunst heranziehen, so ähnelte das weibliche Hormonsystem einer hochwertigen Markenuhr, das des Mannes eher einer billigen Uhr aus dem Kaugummiautomaten.

Viren – Motoren der Evolution?

Auch Viren trugen zum Wunderwerk Frau bei. Vor besagten 230 Millionen Jahren trat ein Akteur namens Eizelle auf die Bühne der biologischen Tatsachen, bescheiden und unauffällig, und trotzdem begann mit ihr eine Schöpfung im engeren Sinn. Damals entschloss sich die Evolution zu einem mutigen Schritt: Sie gestattete Viren, die Eizelle zu betreten, und lockerte dazu den Blockademechanismus. Das Virus tötete die Eizelle nicht, beide rauften sich zu einer Arbeitsteilung zusammen. Aus der Eizell-DNA wurde das Kind, aus dem Virus eine passagere Krebsgeschwulst, die in die Mutter – natürlich begrenzt und nur für kurze Zeit – hineinwachsen durfte.[9] Der Mutterkuchen, ein zeitlich begrenztes Pseudomalignom, entstand, und damit war die Plazenta erfunden, die »selbstlose Begleiterin des fetalen Seins«. Mit ihr entstand auch die Nabelschnur, das »Medium für die ersten Ortsgespräche«,[10] die schon während der Schwangerschaft all das, was die Mutter erlebt, auch dem Kind mitteilt.

Die Nabelschnur ist ein geheimer Kanal, der das Kind nicht nur ernährt, sondern ihm auch permanent erzählt, wie es der Mutter geht. Darum ist es wichtig, auf das seelische Wohlbefinden der werdenden Mutter zu achten. Dies sollte vor allem den Arbeitskollegen, den Schwiegereltern und mitunter auch dem eigenen Mann ins Stammbuch geschrieben werden, da Mobbing, Traurigkeit und Angst der Mutter das Kind mitbekommt – über die Nabelschnur; es speichert diese Vorkommnisse in seinem Epigenom und aktiviert es mitunter Jahrzehnte später.

Gerade in Zeiten wie diesen sind Viren auch einer Überlegung wert, da wir unser physisches Dasein als Säugetiere wahrscheinlich einem Virus verdanken; auch unser Genom besteht zum Teil aus Virus-DNA, die schon lange vor den Säugetieren die Evolution begleitete.

Viren also haben das Wunderwerk Frau mit ermöglicht – Viren waren und sind ein Turbo für die Evolution des Lebens. Denn wie hätte im einfachen Einzeller eine höhere Entwicklung stattfinden können, wenn diese Einfachorganismen immer nur eine Kopie von sich selbst beim Teilen hervorbringen könnten und lediglich auf Mutationen angewiesen blieben?

Wahrscheinlich war es der Virusbefall, der immer wieder das Erbgut ergänzte und neue Leistungen möglich machte. Neue Forschungen legen den Schluss nahe, dass selbst unser Zellkern von einem großen Virus herrührt, in dem sich schon große DNA-Mengen angereichert hatten. Der im Abwasser von Wien gefundene Klosneuvirus scheint ein solcher zu sein, der über Hunderte Millionen Jahren viele DNA-Stücke eingesammelt hat.[11] Dass sich Lebewesen fremdes, oft virales Erbgut aneignen und dieses auch wieder weiterschenken können, weiß man von den Blaualgen. In ihnen lassen sich heute noch jene DNA-Stücke identifizieren, die von Viren stammen. »Endogenisiserung« von Viren – eine Art »Integration« – hat das Wissenschaftsjournal »Nature« diesen evolutionär wichtigen Vorgang genannt, an dessen Ende auch wir Menschen erschienen.[12]

Die Drehtür der Gene

Der Genaustauch, der letztendlich auch zur Entwicklung der Säuger – und wir Menschen sind eben solche – führte, zieht sich über viele Arten als Beschleuniger der Evolution. Selbst die Blattlaus ist dafür ein gutes Beispiel, wie neueste Untersuchungen zeigen. Wir Menschen stehen in dem großen holistischen – das gesamte Leben miteinschließenden – Gebäude von Mutter Natur und erkennen, wie schon vor Jahrmillionen Mechanismen benützt wurden, die wir auch bei uns noch finden. So saugen die winzigen Insekten nicht nur den Lebenssaft einer Pflanze auf. Sie schleusen auch spezielle RNA ein, mit denen sie ihren Wirt gefügig machen – einer Impfung vergleichbar. Damit können sie dem Wirt schaden, er kann aber auch große Vorteile daraus ziehen, wenn er das Virus deaktiviert bzw. dessen Erbgut für sich nützlich macht.

Folglich ist »der Saugrüssel der Blattlaus keine Einbahnstraße«.[13] Einerseits entnehmen Blattläuse süße Flüssignahrung aus den Siebröhren ihrer Pflanze. Andererseits lassen sie Speichel in dieses Gefäßsystem einfließen, und dieser enthält neben Eiweiß auch RNA,[14] mit denen die Genregulation der Pflanzen verändert wird.

Blattläuse sind aber nicht die einzigen Insekten, die als Parasiten ein leichtes Spiel haben, weil sie ihren Opfern RNA-Moleküle einflößen und damit ihre Abwehr blockieren. Auch der Schlauchpilz Botrytis cinerea, der bei Erdbeeren die gefürchtete Grauschimmelfäule erzeugt, legt mit seiner RNA die Abwehrkräfte der Beeren still und kann sich so ungehindert ausbreiten.[15]

Dasselbe war beim Mutterkuchen der Fall – bei der Erschaffung von Eva. Dieser Schöpfungsmoment kann bioholistisch betrachtet werden, ähnliche »Beimpfungen« mit Viren gab es in der Evolution immer wieder.

Eigentlich müsste es auch einen Facharzt für Virusarchäologie geben, der die Rolle der Viren an der Entstehung der Arten beleuchtet und daraus Rückschlüsse ziehen kann, welche Bedeutung sie an der Entstehung und Vermeidung von Krankheiten haben könnten. Gegen Bakterien wurde das aus Pilzen gewonnene Penicillin entwickelt. Gegenüber Viren ist man derzeit noch machtlos, eines Tages wird man Viren mit Viren bekämpfen, die Evolution könnte auch hier Lehrmeisterin sein. Beispiele gäbe es genug, wie selbst Pflanzen einer Zoonose ausgesetzt sind (Covid-19 ist auch eine Zoonose), die sich aber gegen den Virusbefall zu schützen gelernt haben.

Umgekehrt gelingt es der Evolution bisweilen auch, Pflanzen mit einer aggressiven RNA auszurüsten und damit RNA-Viren sowie andere Feinde abzuwehren. So hat eine chinesisch-amerikanische Forschergruppe beobachtet, dass sich Gewächse erfolgreich gegen einen Pilzbefall verteidigen, indem sie zwei Typen von kleinen RNA-Molekülen in zudringliche Pilzfäden exportieren.[16] Offensichtlich gab es so etwas wie eine RNA-Impfung schon bei ganz alten Lebewesen.

Viren sind nicht nur tödlich, sie ermöglichen auch eine DNA-Bereicherung. Eine solche fand im Körper von Eva statt, als sie sich anschickte, die Entstehung des Lebens von außen nach innen zu legen. Nicht nur die weibliche Plazenta war so entstanden, sondern viele weitere biologische Innovationen, von denen jene im Gehirn wahrscheinlich die beeindruckendsten sind.

Zufall oder Absicht – die Bildung des menschlichen Gehirns

Zurück zu einem weiteren historischen Bioereignis: zur Explosion im Gehirn, die den Menschen zum Menschen machte. Wahrscheinlich waren auch da Viren im Spiel, wie bei der Plazenta, oder es war Zufall. Es ist anzunehmen, dass sich diese Explosion zunächst bei Eva abspielte, bzw. wurden jene die Menschen schaffenden Effekte nur von ihr über die Mitochondrien, die Zellkraftwerke, weitergegeben, die die Vergrößerung des Großhirns beim Homo sapiens möglich machten. Der Mensch verdankt seine Sonderstellung wohl einem im Kopf wuchernden krebsähnlichen Prozess – ebenfalls zeitlich begrenzt wie die Plazenta.

Aktiviert wurde dabei ein Stoffwechselweg, der Biochemikern gut vertraut ist: Sie kennen ihn auch aus Tumorzellen. »Es sieht so aus, als trage ARHGAP11B zur Vergrößerung des Gehirns bei, indem es die Stammzellen für einen begrenzten Zeitraum in einen krebsartigen Zustand versetzt«, erklärt Professor Huttner, ein Beschreiber dieses Evolutionssprungs.[17]

Dies alles wird im Buch nicht nur noch genauer geschrieben, sondern könnte uns eigentlich dazu anregen, eine neue Disziplin zu gründen, so wie Peter Sloterdijk es vorschlug: Die gynäkologische Archäologie oder die Paläo-Endokrinologie könnte akribisch nachzeichnen, wie viel Mühe die Evolution in die Etablierung der Geschlechtlichkeit und in das Wunderwerk Frau investierte. Damit bleibt man auch frei von jedem Vorwurf des Biologismus, denn: So ist es eben gewesen und auch geworden – die Frau als Wunderwerk der Evolution.

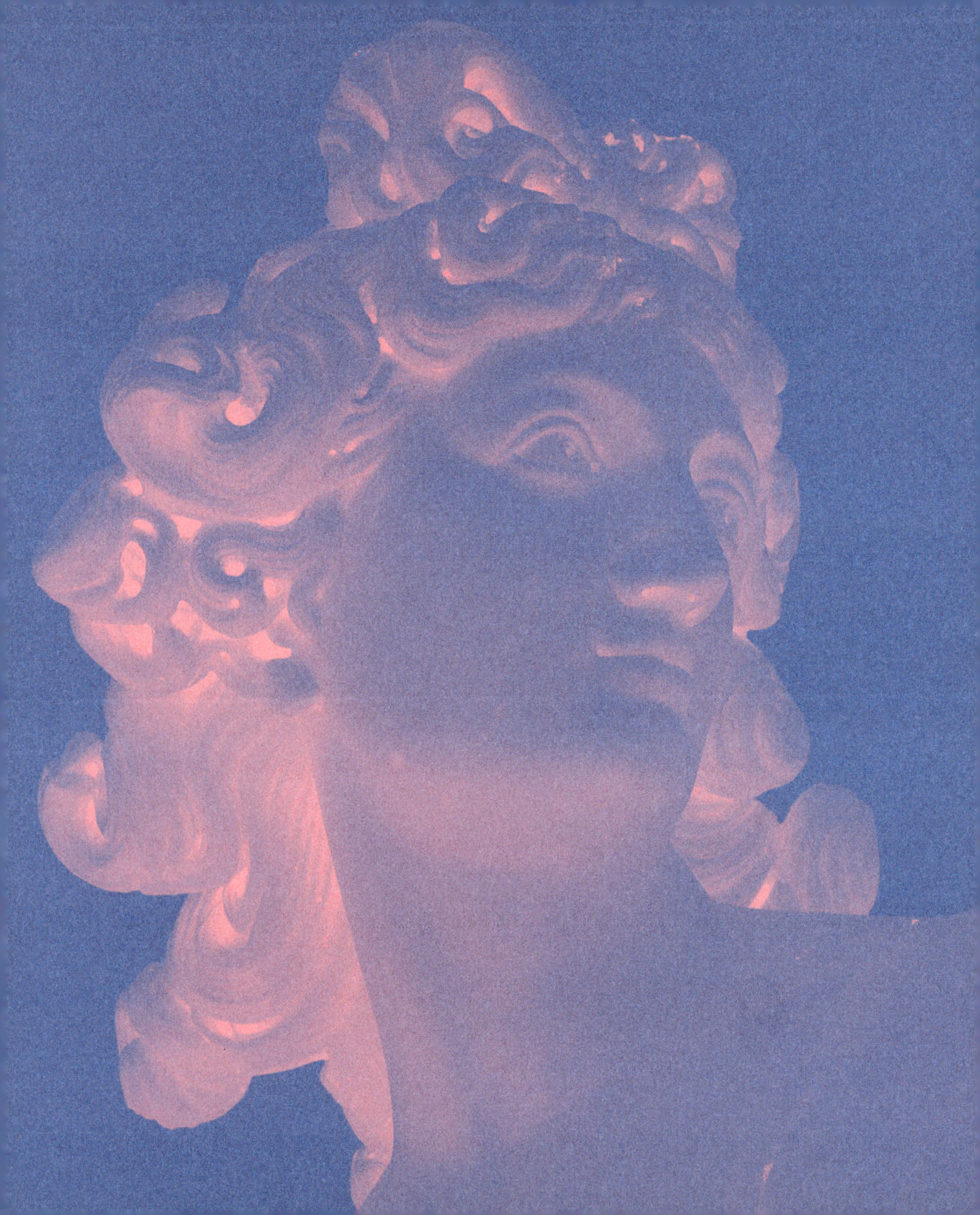

2

Gütesiegel der weiblichen Seele

Bindungsfähigkeit und Hilfsbereitschaft

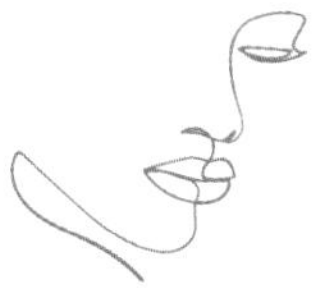

Im Januar 1811 berichtete Heinrich von Kleist in den »Berliner Abendblättern« über eine erschütternde Begebenheit:

»Zu St. Omer im nördlichen Frankreich ereignete sich im Jahr 1803 ein merkwürdiger Vorfall. Daselbst fiel ein großer toller Hund, der schon mehrere Menschen beschädigt hatte, über zwei, unter einer Haustür spielende, Kinder her. Eben zerreißt er das jüngste, das sich, unter seinen Klauen, im Blute wälzt; da erscheint, aus einer Nebenstraße, mit einem Eimer Wasser, den sie auf dem Kopf trägt, die Mutter. (…) entschlossen, das Untier mindestens mit sich zu verderben, umklammert sie, mit Gliedern, gestählt von Wut und Rache, den Hund: sie erdrosselt ihn, und fällt, von grimmigen Bissen zerfleischt, ohnmächtig neben ihm nieder. Die Frau begrub noch ihre Kinder und ward, in wenig Tagen, da sie an der Tollwut starb, selbst zu ihnen ins Grab gelegt.«

Kleist betitelte diese Erzählung mit »Mutterliebe« und wies auf die ungeheuren Kräfte hin, die eine Mutter zu entwickeln imstande ist.

Die Bindungsfähigkeit der weiblichen Seele ist so gewaltig, dass der Körper zu Großleistungen fähig wird. Obwohl die Evolution die Werkzeuge dafür aus dem Arsenal der Fortpflanzung geholt hat, besitzen sie auch Frauen, die die Reproduktion nicht für sich selbst in Anspruch nehmen.

Der innerste Code des weiblichen Gehirns ist altruistisch – auf ein Gegenüber ausgerichtet, bereit, Hilflosen beizustehen. Dabei werden unglaubliche Mechanismen aktiviert. Diese begleiten das große kindliche Lauschen, wenn noch im

Mutterleib das Baby die Stimme seiner Mutter zu erkennen beginnt, ihre Weiblichkeit riecht und sich an beides festklammern kann, wenn es die paradiesischen Umstände der Gebärmutter verlässt und die ersten Tage in einer fremden Welt zu verbringen anfangen muss – allerdings geschützt von der ihm schon bekannten mütterlichen Vokalität, von ihrem Körpergeruch und den taktilen Berührungen, die die uterine Welt simulieren. Der Schutz der Gebärmutter wird auch nach der Entbindung aufrecht gehalten.

Einem unreifen Geschöpf zu Hilfe zu eilen gehört zu den Charakteristika des weiblichen Genoms, egal ob die Frau einmal schwanger war oder nicht.

Wenn Goethe den zweiten Teil seines »Faust« mit den berühmten Worten »Das ewig Weibliche zieht uns hinan« beschließt, dann hat er in kryptischer, vielleicht sogar in prophetischer Weise vorweggenommen, was die Medizin heute weiß, und das auch erst seit Kurzem: dass der weibliche Körper in der Lage ist, Zellteile von all seinen Kindern in sich zu tragen und sie nach der Geburt in sich zu behalten, möglicherweise für immer; und dass die Frau so auch mit dem Vater ihrer Kinder zellverwandt bleibt, vielleicht ebenfalls bis zu ihrem Tod. Mikrochimärismus lautet der Fachausdruck für dieses unglaubliche Phänomen.[18]

Da können Männer nicht mit. Diesen Zaubertrick hat die Natur nur dem weiblichen Körper geschenkt.

Mikrochimärismus – das Geheimnis zwischen Mutter und Kindern

Es sind allerdings nicht ganze Zellen, sondern die DNA, das kindliche Erbgut, das zur Hälfte natürlich von der Mutter, zur Hälfte auch vom Vater stammt, und die Mutter ab der Schwangerschaft mit sich trägt.

In der Geburtshilfe wird dieser Mechanismus klinisch genützt. Wollte sich früher eine Mutter Sicherheit verschaffen, ob ihr Kind chromosomal gesund ist, musste sie eine Fruchtwasserpunktion über sich ergehen lassen. Unter Ultraschallsicht wurde durch ihre Bauchdecke eine dünne Nadel direkt in die Gebärmutter vorgeschoben, Fruchtwasser mit kindlichen Zellen aspiriert und dann untersucht – ein für viele betroffene Frauen belastendes Ereignis.

Durch den entdeckten Mikrochimärismus hat die Gynäkologie ein völlig neues Instrument bekommen: Nicht mehr Fruchtwasser muss abgesaugt werden, sondern lediglich mütterliches Blut, in dem die kindliche DNA zirkuliert. Daraus lässt sich über epigenetische Marker auf die Chromosomen des Kindes und damit auf seine diesbezügliche chromosomale Gesundheit schließen. Eine enorme Erleichterung in unserem Fach, in der jedoch eine ganz neue Physiologie schlummert, nämlich die Biologie des Mischwesens, bestehend aus Mutter und Kind, die gegenseitig ihre Stammzellteile austauschen. Mit dieser Fähigkeit wurde Adam bei seiner Erschaffung nicht beschenkt.

Der DNA-Austausch ist gegenseitig, »bidirektional«, wie es die Biologie nennt. Zunächst wird kindliches Erbgut in den mütterlichen Kreislauf geschleust und bleibt dort viele Jahre erhalten – einschließlich des väterlichen Anteils der fetalen Zellen. Darüber hinaus gelangen aber auch mütterliche DNA-Teile in das Kind, auch diese trägt es dann weiter in sich – das »ewig Weibliche« bleibt damit in uns bewahrt.

Bekommt eine Frau nach der Geburt ein zweites, drittes oder viertes Kind, so wird über ihr Blut eine kleine DNA-Portion der früheren Geschwister in die aktuelle Schwangerschaft geschleust. Der Erstgeborene bleibt Initialspender und wird seine DNA über die Mutter an die Nächstgeborenen weitergeben. Aber auch später geborene Kinder geben über mütterliches Blut ihre DNA an die nachfolgenden Geschwister weiter.

Das erklärt einen Weisheitsschatz im aristokratischen bzw. orientalischen Denken: dass nämlich der Erstgeborene eine besondere Stellung nicht nur im Erbrecht, sondern auch in der Biologie hat – der Primogenitus. Selbst im Weihnachtsevangelium wird dies noch hinzugefügt: »In der Krippe gebar Maria das Kind – den Erstgeborenen.« Diese Auffassung wirkt bis heute fort und wird sichtbar bei der Regelung der Thronfolge oder beim Antritt des adeligen Familienerbes, wo grundsätzlich ein erstgeborener Nachkomme als Erbe und Rechtsnachfolger des Verstorbenen gilt.

Die kindliche DNA schwirrt in den mütterlichen Organismus hinein und scheint die Genialität zu besitzen, Schwachstellen im mütterlichen Körper zu erkennen, die es mit seinen Stammzellstücken hilfreich unterstützt.

Das Baby regeneriert die Mutter

Eine Beobachtung ist dem Geburtshelfer nicht fremd: Wird am Vormittag ein Kaiserschnitt durchgeführt und besucht man am frühen Abend die operierte Frau, so ist es gar nicht so selten, dass sie schon im Querbett sitzt, das Kind in den Händen hält und lächelt. Ihre Schmerzen scheinen vergessen zu sein – nicht so wie bei einer anderen Frau, die die gleiche Operationstechnik aus anderen Gründen hatte, aber am gleichen Tag noch wesentlich mehr Schmerzmittel benötigt.

Die Erklärungen dafür waren zunächst einfach: Die Frau ist über ihr Kind so beglückt, dass sie die Schmerzen vergisst und keine Analgetika mehr braucht.

Das mag nicht unrichtig sein, allerdings scheint dafür auch der DNA-Transfer mit involviert zu sein, der dem mütterlichen Gewebe zu Hilfe eilt – vor allem dort, wo Operationswunden geheilt werden sollen.

Dies zu untersuchen war vor allem bei Müttern, die Söhne geboren hatten, leichter,[19] weil sie das Y-Chromosom in ihrem Genom tragen, das der Mutter natürlich fehlt. Man kann es markieren und findet es auch im mütterlichen Gewebe wieder, was eindeutig beweist: Es sind die Gene des Kindes, die sich dort niedergelassen haben. Das soeben geborene Kind sorgt mit der Bereitstellung seiner Stammzellteile dafür, dass die Wundheilung der Mutter schnellstens vonstattengeht. Dieses Wunder betrifft nicht nur die Kaiserschnittnarbe, sondern ist auch im Gewebe des Beckenbodens nachweisbar, wo ein Dammschnitt notwendig war.

Beliebte Orte scheinen die Haut, das Bindegewebe, aber auch verletzte Muskeln zu sein, in denen die kindliche DNA sofort mit Reparatur und Aufarbeiten beginnt, vor allem, wenn es sich um Wunden handelt, die bei der Episiotomie oder beim Kaiserschnitt zugefügt wurden. Die DNA dieser kindlichen Zellen produzieren Kollagen I und III sowie TGF Beta III – alles quasi »Medikamente«, die die Wundheilung beschleunigen.[20]

Das offenbart ein interessantes Detail: dass nämlich nach der Geburt der Wundheilungsprozess im mütterlichen Körper viel schneller voranschreitet. Aber auch ein anderer Aspekt scheint auf jenem biologischen Phänomen zu beruhen. Unmittelbar nach der Geburt blüht – zwar nicht immer, aber meist – der weibliche Organismus auf. Die eben entbundene Mutter nähert sich trotz der Mühsal von

Schwangerschaft, Geburt und beginnender Laktation den klassischen Schönheitsidealen an. Oft ist diese postpartale Ästhetik nicht zu überbieten.

Dafür gab es in der Vergangenheit auch eine einfache Erklärung. Um die Beziehung zum Vater des Kindes zu festigen und damit auch die Überlebenschancen des Kindes zu erhöhen, hätte Mutter Natur diesen kosmetischen Effekt herangezogen. Hormonschwankungen, so die Hypothese, wären dafür verantwortlich gewesen. Betrachtet man diese Deutung jedoch genauer, so erscheint sie als nicht letztschlüssig. In der Schwangerschaft erreichen die weiblichen Hormone zwar ein Maximum, das später nie wieder in dieser Form möglich wird. Unmittelbar nach der Geburt, nach Ausstoßung der hormonellen Fabrik, der Plazenta, fallen die großen Hormongruppen des weiblichen Körpers aber massiv ab. Die Frau erlebt eine endokrine Entleerung, was oft mit Haarausfall und depressiven Verstimmungen einhergeht. Trotzdem bleiben Haut und Gesichtszüge wunderschön, ja mitunter hat der Mann den Eindruck, die Frau verjünge sich von selbst.

Die Stammzellen-DNA des Kindes ist im mütterlichen Körper angelegt und lässt die Frau strahlen. Das ist die älteste Form der Stammzelltherapie und gleichsam eine individuelle Anti-Aging-Medizin.

Kinder schenken ihren Müttern – förmlich als Dankeschön für die Zuneigung und Umsorgung – Stammzellen-DNA, auch zur Regeneration. Vielleicht ist das auch einer der Gründe, warum Frauen länger leben als Männer. Die kindlichen Zellen stammen sowohl von der Plazenta als auch direkt aus dem kindlichen Gewebe: Blutzellen des Kindes, Erythroblasten, Leukozyten, aber auch die mesenchymalen Stammzellen, aus denen sich alle Organe des mittleren Keimblatts bilden können.

Kindliche DNA kommt dem Immunsystem der Mutter zu Hilfe, indem sie T- und B-Zellen sowie Natural-Killerzellen des mütterlichen Kreislaufes unterstützt. Gesundheitlich profitieren Frauen durch die Schwangerschaft und die Geburt eines Kindes.[21]

Selbst im Knochenmark der Mutter sind mesenchymale Stammzellen des Kindes entdeckt worden. Das Knochenmark, das Innere der Röhrenknochen gehört zu den großen Geheimarchiven des menschlichen Körpers. Dort ruhen auch beim

Erwachsenen Stammzellen, die abgerufen werden, sobald der Körper sie benötigt. Im Laufe des Alterungsprozesses werden sie weniger – ein Grund, warum der Körper zu altern beginnt. Kindliche Zellen, die während der Schwangerschaft in den Kreislauf eingeschleust werden, besitzen die Fähigkeit, sich in diesen Stammzellnischen niederzulassen und damit den Alterungsprozess der Mutter zu verlangsamen. Mütter, die viele Kinder geboren haben, strahlen trotz der Belastung oft mehr und wirken »gesünder«, als man es eigentlich nach all ihren Strapazen erwarten würde.

Kindliche Zellteile können im mütterlichen Körper in unterschiedliches Gewebe umgewandelt werden, zum Beispiel in Endothel. Das sind jene Zellen, die unsere Blutgefäße auskleiden, in Muskel- und Herzzellen sowie in Neuronen.[22]

Das Altern hängt letzten Endes aber auch davon ab, wie gut unser Körper durchblutet ist und mit Sauerstoff versorgt werden kann. Verringert sich die Anzahl der Blutgefäße und büßen sie an Durchmesser ein, so wird die Funktion eines Organs eingeschränkt. Kindliche Stammzellenkomponenten sind in der Lage, neue Blutgefäße im mütterlichen Organismus auszubilden. Dies hat vor allem in der Schwangerschaft eine Bedeutung, in der der mütterliche Körper Großleistungen erbringen muss. Aber auch nach der Geburt profitiert die Frau von jener Herz-Kreislauf-Reparatur, die unter dem Titel »Maternale Neoangiogenese« in der Wissenschaft beschrieben ist.

Insbesondere das Herz der Mutter erhält durch die Zellen des Kindes Unterstützung.[23] Gut dokumentieren lässt sich dies, wenn ein Sohn geboren wird, der im mütterlichen Kreislauf ein Y-Chromosom hinterlässt, denn die Mutter selbst besitzt kein männliches Chromosom. Jede Zelle, die man im Körper der Frau findet und die ein Y-Chromosom besitzt, muss daher vom Sohn herrühren, mit dem die Frau vorher schwanger war. Gleiches gilt für eine Tochter, nur kann man es nicht so gut nachweisen.

Dass die Gefäße der Mutter einer embryonalen Assistenz bedürfen, erscheint logisch, schließlich muss das mütterliche Herz für zwei Lebewesen schlagen, für sich und das Kind. Wie man vom Herzinfarkt, der mitunter Narben im Herzmuskelgewebe hinterlässt, weiß, ist dieses zwar das fleißigste aller unserer Organe, aber nur bedingt in der Lage, sich selbst zu regenerieren. Ein funktionsuntertüchtiger Teil des Herzens – auch nach einem Infarkt – kann nur in begrenzter Form ausheilen. Deswegen ist die Regeneration durch die Zellen des Kindes genial und von der Evolution sinnvoll eingerichtet.

Das Baby hilft der Muttermilch

Das Kind stellt nicht nur dem mütterlichen Herz neue Blutgefäße und Zellen zur Verfügung, sondern auch der Brust, die es nährt. Schon lange ist bekannt, dass Frauen, die mehrfach geboren haben, gegen Brustkrebs besser geschützt sind. Denn die Zellen des Kindes gelangen während der Schwangerschaft nicht nur in die weibliche Brust und warten dort, bis die Geburt stattfindet. Sie werden unmittelbar nach der Geburt vom Hormon Prolaktin gedrängt, aktiv zu werden und sich an der Milchproduktion zu beteiligen. Anders ausgedrückt: Die kindlichen Zellen unterstützen die Brustdrüsen, Muttermilch zu bilden. Damit organisiert sich das Kind über die mütterliche Brust seine eigene Ernährung.

Aber auch Immunzellen des Kindes gelangen während der Schwangerschaft in die weibliche Brust, verharren dort und werden aktiv, wenn Brustzellen später versuchen, böse zu werden und zu entarten. Die Entstehung von Krebs ist wie so vieles in unserem Körper ein immunologischer Prozess, und die Zellen des Kindes schützen die weibliche Brust.[24]

Das ist einer der Gründe, warum Frauen, die mehrere Kinder geboren haben, seltener an Brustkrebs erkranken. Natürlich hat die Wissenschaft dies von allen Seiten zu untersuchen versucht und tatsächlich entdeckt, dass bei an Brustkrebs erkrankten Patientinnen weniger fetale Stammzellteile – sofern die Frauen vorher schwanger waren – gefunden werden konnten.[25] Fetale Stammzellelemente sind demnach immunologisch aktiv, zerstören abhängig vom mütterlichen Gewebe maligne Zellen und partizipieren an der mütterlichen Gewebsreparatur.

Die DNA des Babys ist in der Mutter besonders sensibel

Während in der Brust kindliche Zellen eine hohe Schutzfunktion ausüben, scheinen sie dort, wo mütterliches Gewebe leicht verletzbar bzw. belastet wird, zum

Problem zu werden.[26] So steigt die Wahrscheinlichkeit, an einem Kolonkarzinom zu erkranken, nach Geburten um das Vierfache an. Der Verdauungsakt ist eigentlich eine Großleistung unseres Körpers, denn bei den verzehrten Mahlzeiten handelt es sich um ein bakterien- und virenreiches Konglomerat, auch toxische Stoffe können dabei sein. Der erwachsene Organismus ist zwar hervorragend dafür konditioniert, dies zu beseitigen bzw. einzudämmen, allerdings sind die kindlichen Stammzellen, die sich in die Nischen der Darmkrypten zurückgezogen haben, nicht resistent genug, um den immer wiederkehrenden Belastungen des Verdauungstraktes zu widerstehen. Sie werden irritiert, entzünden sich und können dadurch auch bösartig entarten. Das dürfte der Nährgrund sein, warum das Darmkrebsrisiko bei Frauen nach vielen Geburten ansteigt.[27]

Ähnlich scheint es auch in der Haut[28] zu sein, die sich während der Schwangerschaft verändert und in dieser Zeit auch ein höheres Risiko mit sich bringt, ein Melanom zu entwickeln. In 62 Prozent der Melanome findet man bei Frauen mikrochimäre Zellen, während sie nur in zwölf Prozent bei gutartigen Hauterkrankungen zu dokumentieren sind. Die Situation scheint ähnlich zu sein wie beim Darm. Wird die Haut belastet – in dem Fall nicht durch zu verdauende und mitunter belastende Nahrungsmittel, sondern über UV-Strahlen, die auf die Haut und damit auch auf die dort geparkten kindlichen Stammzellen-DNA treffen –, so kann das leichter Irritationen auslösen.

Ähnliches gilt für die Schilddrüse:[29] Die Anwesenheit von fetalen Zellen erhöht leicht das Risiko einer mütterlichen Schilddrüsenerkrankung. Denn auch die Schilddrüse ist ein belastetes Organ, weil es auf ein Element der siebten Hauptgruppe zurückgreifen muss, nämlich auf Jod, das normalerweise biologischen Zellen Elektronen entreißen kann. Deshalb wirkt Jod als ein Antiseptikum, es zerstört so Bakterien und Viren. Auch in der Schilddrüse verhält Jod sich aggressiv, weshalb man schon immer zur Vorbeugung von Schilddrüsenerkrankungen Selen angeboten hat, das in der Lage ist, die Radikalwirkung von Jod zu neutralisieren. Trifft allerdings die Radikalaktivität des Jods auf eine in der Schilddrüse geparkte junge DNA des Kindes, zieht dies mitunter ein erhöhtes Risiko für die Schilddrüse nach sich.

So wie kindliche Zellen in der Brust über ihre eigene Ernährung mitentscheiden, können fetale Zellteile in der Schilddrüse den mütterlichen Organismus zu einer erhöhten Wärmeleistung anregen, wichtig für die Thermoregulation des Kindes. Gab es doch in der Steinzeit wenig Babykleider, der Säugling wurde einerseits über das braune Fett, das er bereits vor der Geburt am Rücken gespeichert hat, gewärmt, andererseits können die kindlichen Zellen, die sich in der Schilddrüse der Mutter eingeparkt haben, die Thermoregulation nach der Geburt so stimulieren, dass die Mutter mehr Wärme entwickelt, um dem Kind letztendlich den Erfrierungstod zu ersparen.

Das ewig Mütterliche ruht in jedem von uns

Das ewig Weibliche bleibt uns allen erhalten – jeder Mensch hat eine Mutter, und jeder von uns bleibt mit ihr auch zellverwandt und behält ihre Zellteile – wahrscheinlich ein Leben lang; und jeder von uns hat ihre/seine Mutter schon vor der Geburt kennengelernt, ihre Sprache, ihre Wärme, ihren Geruch, lange bevor man noch das Licht der Welt erblickte; und jeder von uns wurde in dieser Zeit auch epigenetisch von der Mutter geformt. Das »ewig Weibliche« bleibt also wirklich in uns.

Und dabei ist der Evolution noch eine weitere Meisterleistung – nach dem Heranwachsen des Nachwuchses in einem Körper – gelungen, die mutterspezifisch ist. Sie schaffte es, dass ein Lebewesen mit dem eigenen Körper ein anderes Lebewesen ernährt. Die Laktation war erfunden, und damit auch ein Präge- und Fürsorgeerlebnis der besonderen Art, vor allem auch deshalb, weil die Menschenkinder viel zu früh auf die Welt kommen und die Anwesenheit der Mutter eine unverzichtbare Grundbedingung für das Menschengeschlecht war.

Die große Bindung

Ob der aufrechte Gang tatsächlich zu einem Sprung ins neue Menschsein wurde, wird unterschiedlich beantwortet. Allerdings spricht manches dafür, dass er für die Menschwerdung wichtig war. Dadurch weitete sich nicht nur der Blick – die Augen bekamen einen breiteren Horizont und konnten sich zu einer Aug-in-Aug-

Stellung positionieren. So waren die Face-to-face-Liebe und das dabei ausgeschüttete Hormon Oxytocin möglich. Vor allem aber wurden die Hände frei, um die Welt zu gestalten. Möglicherweise erklärt das die substantivische Ähnlichkeit von mens und manus, von Geist und Hand. Der aufrechte Gang war eine evolutionäre Errungenschaft, die nicht zurückgenommen werden durfte.

Nun benötigte die biologische Wachstumsexplosion im humanen Gehirn mehr Zeit, daher verlängerte Mutter Natur die Schwangerschaftsdauer beim Menschen auf neun Monate. Nur: Zu viel wachsen, noch in der Gebärmutter, durfte der kindliche Kopf trotzdem nicht, denn der mütterliche Beckenausgang war nicht disponibel. Ein größerer Kopf und ein größerer Beckenausgang hätten den aufrechten Gang wieder in Gefahr gebracht.

Und so leistete die Evolution beim weiblichen Becken wahre Präzisionsarbeit. Zum einen muss das größer gewordene Menschenköpfchen durch, zum anderen darf der Beckenausgang nicht zu groß konzipiert werden, um den aufrechten Gang nicht zu gefährden.

Mutter Natur respektierte Evas Beckenmaße

Der Durchmesser des weiblichen Beckens beträgt zehn Zentimeter, größer kann/darf er nicht sein, das wäre mit dem Beckenboden und der Vertikalität des Körpers nicht kompatibel. Dies wiederum hatte zur Folge, dass die Menschenkinder trotz der explosionsartigen Hirnentwicklung unreif zur Welt kommen müssen und angewiesen waren auf jemanden, der sie ernährt, trägt, reinigt, mit ihnen schmust und sie behütet.

Der Begriff »Mutter« sollte das alles vereinigen, denn seine Mutter hörte das Kind bereits im Mutterleib, sie war auch olfaktorisch schon registriert und blieb die erste Bezugsperson, selbst wenn es die Gebärmutter verlässt – vom Uterus in die Krippe oder ins Kinderbettchen.

Hätten Babys noch mehr Zeit im Mutterleib zum Wachsen gehabt, wäre der Beckenausgang für ihre Köpfchen einfach zu eng geworden. Die Kinder mussten also unreif zur Welt kommen und brauchten biologisch kompromisslos eine Mutter wie kaum eine andere Spezies. Diese Annahme der Hilfsbedürftigkeit – die daraus resultierende Hilfsbereitschaft – gehört zum weiblichen Korsett, egal ob man geboren hat oder nicht.

Lange müssen sich daher die Eltern – und in vergangenen Jahrtausenden waren es hauptsächlich die Mütter – abmühen, um dem Kind das Krabbeln, das Gehen und viele andere Dinge beizubringen. Das Menschenkind braucht dafür Jahre, was andere Säugetiere innerhalb weniger Stunden oder Tage erlernt haben.

Wahrscheinlich sind die unreifen und unfertigen Menschenkinder/Babys auch einer der Gründe, warum das menschliche Geschlecht mit einem längeren Leben gesegnet wurde, denn es ist im Interesse von Mutter Natur, die Eltern so lange am Leben zu erhalten, bis der Nachwuchs in der Lage ist, sich fortzupflanzen, sich selbst zu reproduzieren. Die Pubertät des Kindes entscheidet also über die Lebenszeit der Eltern mit. Und diese Pubertät hat bei den Menschenkindern länger auf sich warten lassen – vielleicht weil sie auch kürzer gestillt wurden im Vergleich zu den Primaten.

Menschenkinder brauchen ihre Eltern länger

Schimpansen stillen ihre Jungen meist viereinhalb Jahre lang, erst dann wird das Muttertier wieder trächtig. Der durchschnittliche Abstand zwischen zwei Geburten wird von den Primatologen mit fünfeinhalb Jahren angegeben. Ganz anders beim Menschen, hier werden Babys im Durchschnitt kürzer, meist nicht einmal zweieinhalb Jahre lang gestillt, dann beginnen sie selbst das Zugefütterte zu schätzen. Damit konnten die Homo-sapiens-Frauen wieder schwanger werden, mehrere pflegebedürftige Kinder kamen hintereinander nach. Dies schien eine Sternstunde in der Menschheitsentwicklung gewesen zu sein, denn es hatte zur Folge, dass Scharen von Kindern sich um die menschlichen Eltern versammelten – einer kleinen Schulklasse vergleichbar –, und ist eine mögliche Antwort auf das Phänomen, warum es einem unbedeutenden ostafrikanischen Affenstamm tatsächlich gelang, sich zum Beherrscher dieser Erde zu entwickeln. Die numerische Grundlage der menschlichen Gemeinschaft und auch des Staates, die Familie, war geboren. Die später einsetzende Pubertät, die längere Unreife der Kinder und die kürzere Stillzeit scheinen dafür der Trigger gewesen zu sein.

Während des Stillens wird das Hormon Prolaktin freigesetzt und verhindert, dass Frauen erneut schwanger werden. Beendet die Mutter das Stillen, so sinkt das Prolaktin wieder ab, der Menstruationszyklus etabliert sich, und eine neue Schwangerschaft kann beginnen. Und dies wurde beim Homo sapiens schneller getaktet – der Nachwuchs war plötzlich größer.

Dazu kommt ein weiterer Aspekt, auf den die Max-Planck-Gesellschaft hinwies, indem sie mehrere Studien zusammenfasste. Menschenkinder lernen zwar schneller, trotzdem wachsen sie langsamer heran. Schimpansen bringen ihren ersten Nachwuchs bereits im Alter von 13 Jahren zur Welt, weil sie viel früher in die Pubertät kommen und sich dann auch bald gleich reproduzieren. Menschen sind durchschnittlich 19 Jahre alt, wenn sie ihr erstes Kind bekommen und die Pubertät abgeschlossen ist.[30]

Mit dem Synchrotron zurück zu den Anfängen der Menschheit

»Die langsame Entwicklung bei Kindern steht in direktem Zusammenhang mit dem Entstehen menschlicher sozialer und kultureller Komplexität«, sagt Jean-Jacques Hublin,[31] Direktor am Max-Planck-Institut für evolutionäre Anthropologie in Leipzig. »Sie verschafft dem Gehirn eine längere Reifezeit und eine ausgedehnte Zeit des Lernens.«[32]

Nun war die Wissenschaft damals nicht dabei, als sich der Homo sapiens vom Neandertaler »trennte« und seine eigenen familiären Strukturen etablierte. Allerdings gibt es eine neue Technologie, die es förmlich erlaubt, die durchlebten Jahre eines prähistorischen Lebewesens anhand einer speziellen Zahnanalyse zu rekonstruieren. Tanya Smith von der Harvard-Universität erklärt das so: »Zähne sind beeindruckende Zeitspeicher, die jeden einzelnen Wachstumstag aufzeichnen und – ähnlich wie bei Bäumen die Jahresringe – jeden einzelnen Fortschritt einer Spezies sichtbar machen.«[33] Noch beeindruckender ist es, dass unsere Backenzähne eine winzige Geburtsurkunde enthalten. Wenn Forscher diese Geburtslinie finden, können sie exakt berechnen, wie alt ein Kind zum Zeitpunkt seines Todes war. An der europäischen Synchrotron-Strahlenanlage in Grenoble werden derartig starke Energien produziert, dass Fossilien in ihren einzelnen Wachstumsphasen analysiert werden können.

Isotope im Zahnschmelz verraten die Art der Nahrung, Abriebspuren geben Aufschluss über die Konsistenz, ob die Mahlzeiten hart oder breiig waren. Vor allem aber erlauben Zähne eine erstaunlich genaue Rekonstruktion der individuellen Lebensgeschichte. Sie beißen quasi ein Stück von der Vergangenheit ab.

Hublin analysierte den Zahn eines Neandertalers mithilfe des Synchrotrons, eines Teilchenbeschleunigers.[34] Das Röntgenlicht dieser Riesenmaschine machte hauchfeine Schichten des Zahnschmelzes sichtbar. Wie bei erwähnten Baumringen lässt sich durch schlichtes Abzählen an jedem Kinderzahn exakt das Lebensalter ermitteln. Kaum war die Methode entwickelt, machten sich die Forscher ans Zählen. Überrascht stellten sie fest: Alle prähistorischen Ur- und Vormenschkinder hatten tatsächlich eine kürzere Kindheit, waren schneller flügge – das Erfolgsrezept der Großfamilie war noch nicht geboren.

Ein achtjähriger Homo erectus etwa war schon zu voller Körpergröße aufgeschossen. Seine Kindheit verlief im Vergleich zur Kindheit des heutigen Menschen wie im Zeitraffer ab. Unsere Urahnen waren mit sieben bereits in der Pubertät. Erst der moderne Homo sapiens ließ sich dann mit der Reifung mehr Zeit.

Die Erkenntnis war deswegen so enorm, weil man sah, dass die prähistorischen Ur- und Vormenschen praktisch keine längere Kindheit und auch kaum Geschwister hatten. Deren Leben verlief im Vergleich zu unserem schneller ab: früher in der Pubertät – früher geschlechtsreif – früher tot.

Wie die Forscher Svante Pääbo und Michael Tomasello hat auch Hublin eine Hypothese zu der großen Frage, was der entscheidende Schritt hin zum modernen Menschen war. Alle drei tippen auf die Verlängerung der Kindheit – unter dem Schutzschirm der Eltern. Die Zähne ließen keinen Zweifel daran aufkommen.

Und so wie die Stammzellen-DNA eine nicht auslöschbare Brücke zwischen Mutter und Kind bildet, so gab es unauslöschliche Prägungen, die wir zumindest in den frühen Zeiten der Evolution den Müttern verdanken. Und auch hier kommt erneut die DNA ins Spiel, und zwar über die Epigenetik. Das kindliche Genom speichert, wie oft das Kind taktilen Reizen ausgesetzt war, wie oft es gestreichelt und mit ihm geschmust wurde. Das muss nicht unbedingt durch die leibliche Mutter erfolgen, obwohl sie dafür von der Evolution eine Schlüsselrolle zugewiesen bekam. Doch auch das Fehlen solcher Reize wird vom Genom des Kindes registriert.

Einerseits ist es also Stammzell-DNA, die Kinder und Mütter verbindet, andererseits wird der epigenetische Code des Kindes von der Mutter geprägt. Es scheint also doch so zu sein: Das ewig Weibliche zieht uns hinan und bleibt ins uns.

Die lange Zeit zwischen Geburt und Geschlechtsreife hat den Menschen zu etwas Besonderem gemacht. Er konnte reifen, aus sich herauswachsen. Da der Homo sapiens erst mit zwölf Jahren in die Pubertät kommt – beim Urmenschen war er es schon mit sieben Jahren –, verdoppelt sich fast die Kindheit.

Kinder kommen beim Menschen nicht nur unreif zur Welt, sie wachsen auch langsamer und bleiben länger bei den Eltern. Frauen stillen kürzer und können mehr Kinder zur Welt bringen – so entstehen größere Gemeinschaften. Das Schlüsselereignis der menschlichen Evolution ist demnach die Ausdehnung der Familie. Die Natur lässt die Kinder länger Kinder sein und garantiert so tiefgreifende Veränderungen der gesamten Spezies.

Es war gleichzeitig die Geburtsstunde der erzieherischen Kultur. Die Kinder hatten auf einmal viel Zeit, um von den Eltern oder anderen Mitgliedern des Stammes Schnitzwerk und Bogenkunst, Lieder, Tänze und sonstige Ausprägungen lokalen Kolorits zu erlernen. Die Erwachsenen wiederum widmeten sich ihren Kleinen länger und intensiver. Das stärkte den Zusammenhalt der Gruppe, soziale Verantwortung, Nähe, Sorgfalt, und verlieh der Familie jene ganz besondere Kraft sowie die soziale Dimension, füreinander zu sorgen.

Weil sich das Wachstum ihrer Kinder so sehr in die Länge zog, hatten sich die Mütter gleichzeitig um mehrere Kinder zu kümmern. Die Geschwister traten als Spielgefährten und Leitfiguren der Kindheit auf den Plan – die Familie entstand. Das Zusammenleben war eine Voraussetzung oder eine Folge für das Entstehen des modernen Menschen, es gehört zur Verfassung der Natur. Die familiäre Gemeinschaft, die sich daraus entwickelte, war verbunden mit dem Evolutionsschub, den der Homo sapiens durchgemacht hat.

Obwohl die Daten von Grenoble damals noch nicht bekannt waren, ruhen sie eigentlich auch in einer Analyse des deutschen Journalisten Frank Schirrmacher in seinem 2006 erschienenen Buch »Minimum«. Die menschliche Gattung hat fürs Überleben bessere Karten, wenn die Familienmitglieder kooperieren. Die besseren Survival-Chancen der »Überlebensfabrik Familie« argumentierte er anhand der Ereignisse um den Schneesturm am Donnerpass. Im Herbst 1846 bricht eine Gruppe von Siedlern auf, um auf dem Weg nach Kalifornien die Sierra Nevada zu überqueren, und bleibt am Donnerpass im Schnee stecken. Bei diesem Unglück überlebten Familien besser als Einzelkämpfer; seinen Kritikern, die ihm ein neokonservatives Frauenbild vorwarfen, waren die Daten von Grenoble noch nicht bekannt: dass nämlich die längere Aufzucht des völlig unreif zur Welt kommenden Krönungsgeschöpfes der Evolution, des Homo sapiens, nicht nur eine längere Aufzucht, sondern auch eine intensivere schützende Zuwendung benötigte, als dies bei anderen Säugern der Fall ist.

Oxytocin – der Kitt zwischen Mann, Frau/Mutter und Kind

Mutter Natur nützte die Sexualität nicht nur für die Fortpflanzung allein, sondern auch für den kooperativen Zusammenhalt beider Partner, zum Wohle des Kindes. Dafür wurden Vater und Mutter mit unterschiedlichen Neurohormonen und nervalen Verschaltungen ausgestattet.

An erster Stelle posiert ein Hormon, das eigentlich nur für die Geburt und für das Stillen notwendig ist: Oxytocin. Dabei handelt es sich um eine uralte Verbindung, die in der Hirnanhangsdrüse gebildet wird, den Wehenbeginn auslöst und auch die Milchsekretion aus der Brust fördert. Es bekam aber noch eine weitere wichtige Funktion dazu und wurde zum Beziehungshormon. Es soll beide Partner zusammenhalten – und das tut es bis heute.

Oxytocin setzt der Körper nicht nur in den Wehen und beim Stillen ein, sondern auch beim Beginn der menschlichen Fortpflanzung. Beim Orgasmus, dem Startschuss für neues Leben, sollte auch der Grundstein für die wertschätzende Zuwendung beider Partner gelegt werden, um in den nächsten Jahren gemeinsam den unreifen Neonatus über die Runden zu bringen.

Oxytocin ist nicht nur ein sehr kleines Molekül – wie viele sehr alte Wirkstoffe der Natur –, sondern auch sehr flüchtig. Es nachzuweisen gelang einem Mitarbeiter unserer Forschungsgruppe.[35] Er brachte es tatsächlich zustande, innerhalb von 180 Sekunden nach dem Orgasmus von beiden Beteiligten venöses Blut abzunehmen, es zu zentrifugieren und auch richtig zu kühlen, um die Proben sofort der Laboruntersuchung zuzuführen. Ob durch dieses Prozedere die Romantik des vorangegangenen orgastischen Beischlafs gestört wurde, wird nicht überliefert; es musste ja alles schnell gehen – ganz im Sinne der wissenschaftlichen Erkenntnis. Denn die Halbwertszeit des flüchtigen Moleküls Oxytocin ist kurz!

Die Auswertungen bestätigten die Hypothese: Tatsächlich stieg unmittelbar nach dem Orgasmus das Bindungshormon steil an – ein biochemisches Signal, dass die Kohabitation nicht nur ein gymnastischer Akt, sondern ein Werk der menschlichen Nachhaltigkeit sein soll. Nachhaltigkeit im Sinne eines zukünftigen Elternpaares, denn dieses ist notwendig, wenn unreife Kinder zur Welt kommen und jahrelang aufgezogen werden müssen.

Um von der bindenden Sympathiewirkung dieses Oxytocins ein häufiges Update zu machen, fiel Mutter Natur noch etwas anderes ein.[36] Das Hormon wurde um den Blick erweitert, auch der tiefe (verliebte) Blick in die Augen des Partners wird durch das aus der Hirnanhangsdrüse stammende Bindungsmolekül Oxytocin intensiver. Sich bloß in die Augen zu schauen schafft Bindung. Jeder, der einmal so richtig verliebt war, weiß um die raffinierte Kraft des In-die-Augen-Blickens Bescheid.[37]

Biochemisch ist dies eine neue Erkenntnis. Kulturphilosophisch wissen es Menschen schon seit Jahrtausenden, als man sich an den Lagerfeuern im Vorderen Orient den Kopf darüber zerbrach, wie eigentlich das Menschgeschlecht entstand und die – wie wir heute wissen – chronologisch unrichtige Erzählung von Adam und Eva »geboren« wurde. Dort berichtete der Hagiograf, dass Adam Eva »erkannte« und sie daraufhin schwanger wurde.

Aber auch die berührende Geschichte des Neuen Testaments, die so oft von den Renaissancemalern verewigt wurde, setzte die Wörter »erkennen« und »körperliche Vereinigung« gleich: Als der Engel Maria verkündete, sie würde schwanger werden und einen Sohn gebären, war die ungläubige Antwort Mariens: »Wie soll das geschehen, da ich doch keinen Mann erkenne?«

In Florenz veranstaltet jährlich Professor Andrea Genazzani die bekannten gynäkologisch-endokrinologischen Symposien. Soweit es die Zeit erlaubt, versucht man selbstverständlich auch in die Kunst der Renaissance einzutauchen – dort ist das an allen Ecken schnell möglich. Eine wunderbare Darstellung findet man im Kloster San Marco im bekannten Fresko von Fra Angelico mit dem verzückten Gesicht Mariens (bei der Verkündigung), welches – so interpretieren es besichtigende Gynäkologen – der Mimik einer Frau ähnle, der man die frohe Botschaft verkündet, dass der (erhoffte) Schwangerschaftstest positiv ist.

Das »Seelenhormon« Oxytocin schafft die Romantik der Liebe – wiewohl dies nicht primäres Ziel der Evolution war. Evolution ist kein Platz für Romantik und auch nicht für Romantiker. Die Evolution hatte den erfolgreichen Schutz der unreifen Kinder während ihrer Entwicklung zum fertigen Menschen im Auge, und das funktionierte im Doppelpack, vor allem in der Frühzeit der Menschheitsentwicklung offenbar besser.

Vor Jahren regte das deutsche Nachrichtenmagazin »Der Spiegel« in einer Glosse an, dass Frauen vor Beginn einer Beziehung sich nicht nur über eine mögliche HPV- bzw. HIV-Infektion des Partners, sondern auch über seinen Oxytocin-Status Informationen geben lassen sollten: je mehr Oxytocin, desto treuer die Beziehung.

Der Beitrag Evas zur Erhaltung der Art beträgt viele Monate, die Schwangerschaft, die Stillzeit, beim Mann reduziert er sich oft nur auf wenige Minuten. Darum orientiert sich die Frau auf »Nachhaltigkeit«, ein Begriff, der momentan ja Hochkonjunktur hat. Nachhaltigkeit umfasst nämlich viele Aspekte:

- Nachhaltigkeit für die Kinder aus dieser Beziehung
- Nachhaltigkeit auch für ihre Sicherheit und Beschütztheit
- Nachhaltigkeit fördert Vertrautheit und wird zur Beständigkeit

Lässt man die Seele, das Auge und das Oxytocin in der Sexualität mitspielen, so wird sie wahrscheinlich noch schöner. Der Sex wird besser, da er eine tiefe persönliche Note bekommt.

Wie sagte schon Platon: Die Partnerwahl soll mit offenen Augen erfolgen, der Liebesakt darf nicht im Dunkeln geschehen. Fortpflanzung ist »Tokos in Kalo«, der Beginn einer Homogenese »im Schönen«. Denn was ist Eros anderes als das Erscheinen des Geistes im Körper!

Auch Sokrates berichtete von seinen lange zurückliegenden Unterhaltungen mit Diotima, einer weisen Frau, die ihn einst über die Liebe belehrt hätte. Seine Mutter war ja Hebamme – ihre Sichtweise hat er sich wahrscheinlich zu eigen gemacht. Sexualität ist ein philosophischer Erkenntnisweg, ein Aufstieg, der vom Besonderen zum Allgemeinen, vom Vereinzelten zum Umfassenden führt. Der Liebende richtet den erotischen Drang im Lauf seines gestuften Erkenntnisprozesses auf immer umfassendere, allgemeinere, höherrangige und daher lohnendere Dimensionen des Partners. Der Weg beginnt mit der spontanen Begierde nach einem einzelnen schönen Körper und endet mit dem würdigsten Ziel, der Wahrnehmung des nur geistig erfassbaren »Schönen an sich«.

Schon bei Tieren, die Beziehungen entwickeln, scheint Oxytocin angeregt zu werden. So berichtete das Wissenschaftsjournal »Nature«, dass der evolutionäre Sprung vom Wolf zum Hund auch über das Oxytocin erfolgte. Wahrscheinlich in Prägemomenten setzt der Hund nicht nur Oxytocin frei, sondern schafft auch die Bindung zum Menschen, die – so beschreiben die Autoren am Ende ihres Beitrags – »alternativlos« sei.[38] Der Hund erkennt sein Frauchen, sein Herrchen uneingeschränkt als solches an, ohne auf andere zu blicken.

Die Freisetzung des Bindungshormons Oxytocin ist geschlechtsunterschiedlich. Bei der Frau erfolgt sie während der Wehen, beim Stillen und beim Orgasmus – bei Letzterem auch im männlichen Gehirn; dafür stellt beim Mann die Hirnanhangsdrüse ein »viriles« Uralthormon bei der Paarung bereit – Vasopressin, das jenes Terrain verteidigen soll, auf dem das zukünftige Paar seine Lebens- und Fortpflanzungskonzeption entfalten möchte.

In Journalen wird immer wieder fast periodisch die Frage gestellt: Was ist guter Sex? Viele Antworten kann man darauf geben, eine wäre: wenn man sich dabei in die Augen blickt, denn damit bekommen die hormonellen Impulsbewegungen Begegnungscharakter – wofür Eva besonders sensibel ist.

Eine kürzlich veröffentlichte Studie zeigte: 79 Prozent der 14- bis 17-Jährigen und 42 Prozent der 11- bis 13-Jährigen geben an, bereits pornografische Bilder oder Filme gesehen zu haben.[39] Man müsste ihnen im Aufklärungsunterreicht eigentlich den Rat mitgeben, die Augen der Sexdarsteller zu betrachten. Sie meiden den Augenkontakt, die personale Komponente fehlt völlig, muss natürlich auch fehlen. Das geben Regie und Choreografie so vor.

Dass Jugendliche die Vorgaben der Evolution aber nach wie vor in ihrem Inneren verspüren, zeigt die Unisex-Studie »Studentische Sexualität im Wandel«. Bei der Frage der sexuellen Treue sagten im Jahr 1996 69 Prozent der Frauen, dass sie einen treuen Partner brauchen, 2012 waren es schon 85 Prozent. Ähnlich verhält es sich bei den Männern: Da waren es 1996 62 und 2012 82 Prozent. Die Jugend sehnt sich nach der von »Oxytocin gestützten« langfristigen Liebe und Treue.[40]

Eine aktuelle Studie von Schülern zwischen 14 und 16 Jahren in Österreich zeigt vorrangige Wünsche an den Partner: Verlässlichkeit (93 Prozent), gemeinsam Spaß haben (92 Prozent) und Treue (90 Prozent). Ein gutes Einkommen des Partners bildet das Schlusslicht mit 13 Prozent. Treue und Nähe stehen vor Geld und Bevormundung.

Ist das nicht eine gute Nachricht? Sie wird von der Mehrheit getragen – andersdenkende, die Seelenkraft der Liebe ignorierende Minoritäten mögen es daher unterlassen, mit ihren Lebensentwürfen majorisieren zu wollen. Denn Liebe ist ja gleichzeitig auch Nähe, ist Solidarität – und Corona zeigte, wie schlimm Einsamkeit und Isolation sein können. Das Fehlen von sozialer Nähe, von Händehalten, aber auch der Umstand, sich nicht sehen zu können, erzeugen Depression.

Die Kraft des Oxytocins, Vertrauen zu schaffen, hat auch das Bankwesen erreicht, das ja oft berechtigterweise misstrauisch sein muss. Ein höherer Oxytocin-Spiegel – das zeigte jüngst eine Studie – erhöht das Vertrauenspotenzial,[41] an das Gute im Geschäftspartner zu glauben.

Unreifer Neonatus, spätere Pubertät, längere Aufzuchtzeit – all das sind wichtige Etappen in der Menschheitsgeschichte, in die zumindest in den ersten Hunderttausenden von Jahren vor allem Eva involviert war. Dafür hat sie Mutter Natur mit Begabungen ausgerüstet, die sie vielleicht jetzt anders nutzen kann, wenn Fortpflanzung, Kinder aufziehen und personale Liebe an Bedeutung verlieren. Dabei wird die Frage immer aktueller: Was kommt nach der Reproduktion? Die Enkelkinder, die Sorge um die tägliche Gesundheit, die Betreuung älterer Menschen, der Pensionsegoismus? Wurden aber Kinder in die Welt gesetzt, so haben diese Vorgaben der Evolution weiter Bedeutung.

Nichtsdestotrotz: Die lange Aufzuchtzeit ist für die Menschheitsentwicklung von enormer Bedeutung gewesen. Einerseits stillten Mütter früher ab und konnten bald erneut schwanger werden, andererseits trat die Pubertät der Kinder später auf, das heißt, in dieser längeren Reifungsperiode kann in einem Miteinander der Kinder und unter Beratung der Erwachsenen – meist und natürlicherweise war es die Mutter – eine differenzierte Kognition stattfinden, was einen doppelten Überlebensvorteil mit sich brachte. Zum einen hatte der Homo sapiens mehr Kinder, zum anderen konnten diese Kinder besser auf das Leben vorbereitet werden. Dass damit der Frau für die Entwicklung der Art eine besondere Position zukommt, ist verständlich.

Keine digitale Welt kann Mutter und Vater ersetzen

Die Neurogynäkologie kann heute jene Bindungsstrategien erklären, die Mutter Natur über Millionen von Jahren entwickelte, um das Überleben zu garantieren. Sie mögen nicht vernachlässigt werden, wenn digitale Kommunikationsmittel vieles und Neues fertigbringen, gleichzeitig aber die personale Begegnung durch die elektronische zu ersetzen versuchen. Die Gefahr, dass die digitale Welt eine neue Nanny wird, ist groß.

Denn dem gemeinsamen, durch Menschen vermittelten Lernen – und das kann natürlich auch von mehreren Bezugspersonen übernommen werden – kommt auch heute noch ein elementarer Impact zu. Dies hatten Holzberger[42] und ihr Team beschrieben, als sie 18 Studien mit rund 1700 Einzelstudien auswerteten. »Die wichtigste Erkenntnis ist, dass Eltern durch ihre Verhaltensweise einen Einfluss auf die schulische Leistung und die Motivation der Schülerinnen und Schüler ausüben«, sagte die Professorin für Schul- und Unterrichtsforschung. Natürlich war die Einführung in Lebenserfahrungen während der Steinzeit noch anders –

heute würde es sich aber so anhören: »Besonders ist es hilfreich, wenn Eltern mit den Kindern über mögliche Leistungen, Schulabschlüsse, Berufswege reden, Lernstrategien diskutieren und möglichst differenziert Lob und Kritik an einzelnen Schularbeiten kommunizieren. Die reine Kontrolle der Hausaufgaben hingegen hilft nicht viel.«[43] Nicht immer sind es nur die Lehrkräfte, die für unzufriedenes Lernen verantwortlich sind, denn meist gehören sie nicht zu den inneren Bezugspersonen, deren Mitte meist nach wie vor die Mutter ist. Bezugspersonen müssen Personen sein, kein digitales Medium kann das ersetzen – und das lehrt uns eigentlich die Evolution.

Kim Björn Becker thematisierte in seinem Artikel »Jung, gesund, rücksichtslos«[44] die Dominanz der elektronischen Spiele über die familiäre Kommunikation mit der berechtigten Befürchtung, dass dadurch die evolutionäre Charakterschule geschmälert werde. Die Zwischenergebnisse der DAK-Studie wurden kürzlich veröffentlicht, für die 824 Kinder und Jugendliche sowie ein Elternteil befragt wurden. Vor allem während der Woche stieg die Nutzungsdauer rasant: Die 10- bis 17-Jährigen verbrachten im Schnitt 2 Stunden 19 Minuten täglich mit Online-Spielen – das ist eine Stunde mehr als vor dem Lockdown. In den sozialen Netzwerken waren sie werktags 3 Stunden 13 Minuten unterwegs – das sind 77 Minuten mehr als vor der Coronakrise. Die DAK-Studie verglich die Zahlen von September 2019 mit den Zahlen von April 2020, als der Lockdown bereits in die vierte Woche ging.[45]

Eine Kinderseele ruft nach der Mutter – nicht nach dem Bildschirm

Selbst im Zeichnen offenbart sich das Fehlen von Bezugspersonen, was angesichts der 100.000 Jahre Menschheitsgeschichte nicht verwunderlich ist. Seit 17 Jahren testet Peter Winterstein, Kinderarzt in Baden-Württemberg, fünf- bis sechsjährige Kinder. Er lässt sie zeichnen und sucht damit einen Blick in die »Kinderseele« – mit einer Überraschung: Während Vorschulkinder mit einem TV-Konsum von weniger als 16 Minuten pro Tag Männchen mit Haaren, Kleidern und Schuhen zeichnen, begnügen sich gleichaltrige Kinder, die täglich drei Stunden und mehr fernsehen, mit der Darstellung verkrüppelter Strichmännchen, denen Glieder aus der Hüfte wachsen oder Beine aus dem Kopf.[46] Winterstein macht für solche Entwicklungsdefizite vor allem den Medienkonsum und den mangelnden Kontakt mit Bezugspersonen verantwortlich. Dabei besuchten aber alle Untersuchten eine Schule, ab dem Alter von drei Jahren mindestens halbtags den Kindergarten.

Winterstein gehört mit seinen Untersuchungen zu jenen Medizinern, die nicht müde werden, vor den Folgen kindlichen TV-Konsums auf Kosten der menschlichen Nähe zu warnen. Ähnlich wie der Ulmer Neurophysiologe Manfred Spitzer: Zu seinem Erklärungskanon der medialen Schäden gehört es, dass sich in einem Gehirn nur jene Dinge besonders gut einprägen, die über mehrere Sinne erfasst werden können, die also Ohr, Auge, Nase und Tastsinn beschäftigen – und das bleibt den Bezugspersonen vorbehalten. Fernsehen sei dagegen eine, verglichen mit der wirklichen Welt, armselige Angelegenheit, die zu einer Reduktion der Vorstellungswelt führe.

Bezugspersonen, die alle Sinne bemühen, gibt es seit der Entstehung des Menschengeschlechtes. Werden sie durch virtuelle Personen aus dem Fernsehen abgelöst, müssten die Folgen zumindest beobachtet werden.

Über Jahrtausende gab es den »Stallgeruch« der Familien, die epigenetisch Kinder auf das Leben vorbereiteten. Heute sind es Social Media – ist das nicht auch ein großer Freilandversuch – ohne Sicherheitskautelen und Placebogruppe?

Ähnlich sieht es auch eine Empfehlung der Bundeszentrale für gesundheitliche Aufklärung. Demnach sollten Kinder im Vorschulalter nicht länger als 30 Minuten täglich fernsehen, für Grundschulkinder sei eine Stunde akzeptabel. Doch daran halten sich nur wenige Eltern. Nicht wenige Eltern, die dank ihrer Ausbildung es an sich besser wissen sollten, bezeichnen scherzhaft das Fernsehen als ihr Kindermädchen, vor dem die Kinder dann offenbar ruhig gehalten werden können. Obwohl die Faktenlage erdrückend scheint, tut sich, wie Christian Seel berichtet, die Forschung immer wieder schwer, einen Wirkungszusammenhang zwischen TV-Konsum und Bildungschancen zu belegen. Zum einen sind Fernsehabstinenzler als Vergleichsgruppe kaum verfügbar, zum anderen kann man den hohen TV-Konsum auch als Symptom für andere Dinge werten, die im kindlichen Umfeld schieflaufen. So ergab vor Kurzem eine große Studie in Nordrhein-Westfalen an 5500 Kindern, dass der Medienkonsum umso geringer ist, je wohler sich die Kinder in ihrer Familie fühlen. Bekannt ist dabei auch, dass in bildungsferneren Schichten besonders exzessiv ferngesehen wird.

Dass der TV-Konsum auch mit den Vorgaben der Evolution in Widerspruch gerät, ist neu. Vielleicht entwickelt sich durch das Fernsehen die Evolution weiter – womöglich sind die Wirkungen zutiefst kontraproduktiv. Über Jahrtausende wurde die Einführung ins Leben von einer kleinen Bezugspersonengruppe, an deren Spitze die Mutter stand, gestaltet. Ob es gut ist, wenn dies heute die digitale Welt übernimmt, wird die Zukunft weisen.

Natürlich gehört übermäßiger Fernsehkonsum zu den alltäglichen, allerdings auch problematischen Modalitäten unseres Lebens, die Mehrheit legt über diesen Alltag den Schleier der Toleranz. Anstatt die Probleme primär zu verhindern, bemüht sie zur Spätfolgentherapie ein Heer von Logopäden und andere Therapeuten, die aufgerufen sind, die Probleme des Fernsehens wiedergutzumachen. Und dann wird immer wieder die Lehrerschaft für die schlechten Leistungen ihrer Schülerinnen und Schüler verantwortlich gemacht, die in Wahrheit aber nur »Konkursverwalter verpasster Möglichkeiten« ist. Prävention wäre auch hier ein Gebot der Stunde.[47]

Durch Beispiele lässt sich Mutterliebe vererben

Die digitale Welt versucht aber nicht nur, die jahrtausendalten Bezugspersonen zu ersetzen, sie vermittelt auch Inhalte – die in dieser Form sicher nicht jene Erziehungsmodelle kultivierten, die Frank Schirrmacher in dem bereits erwähnten Buch »Minimum« meinte.

Die Eltern-Kind-, besonders natürlich die Mutter-Kind-Beziehung gehört zwar zur Verfassung der Natur, allerdings wird sie auch epigenetisch geprägt. So wie die Tochter ihre Mutter und der Sohn seinen Vater erlebt, so werden sie selbst dann ihre Kinder prägen. Die uralten Engramme des Frauseins Mitgefühl, Tröstungen, Hilfestellung, Umarmen, Liebkosen müssen von den Kindern erlebt werden. Nur dann können sie es weitergeben, nur so lässt sich Liebe vererben.

Die Kinderseele ist wie Plastilin: Sie ist formbar. Das Kind wartet förmlich auf einen Modellierer, wie es die Eltern nun mal sind, und vor allem jene Person, die das Kind schon vor der Geburt kennengelernt hat – die eigene Mutter.

Die »UNESCO Global Study On Media Violence« widmete sich dem Thema »Wie Fernsehen die Menschen formt« und evaluierte das Verhalten von Kindern vor dem Bildschirm in 23 Ländern. Ein Resultat ließ schon am Beginn der Untersuchungen aufhorchen: Rund 93 Prozent von schulpflichtigen Kindern, die in elektrifizierten Städten wohnten, verbrachten mehr als 50 Prozent ihrer Freizeit vor dem TV-Schirm. Die britische Independent Television Commission notierte bereits 1998, dass 46 Prozent aller Kinder einen Fernsehempfänger in ihrem Schlafzimmer positioniert haben und nur 43 Prozent aller Eltern willens sind, die Programme der Kinder zu überprüfen bzw. zu steuern. Dies, obwohl die meisten englischen Eltern wissen, dass Fernsehen das Benehmen und die Kommunikation ihrer Kinder nachhaltig moduliert.

Die Abhängigkeit der Kleinen vom Fernsehschirm wird durch eine weitere Untersuchung illustriert. Wie die US-»National Television Violence Study« aufzeigt, beinhalten 61 Prozent der ausgestrahlten Programme gewalttätige Akte, lediglich vier Prozent strahlten Inhalte aus, die sich gegen Gewaltaktionen richteten. In 39 Prozent wurde Gewalt, dem der Tod folgte, von attraktiven und sympathischen Menschen präsentiert.

Wenn die Bezugspersonen fehlen und durch die Elektronik ersetzt werden, gehen kindliche Prägungen oft in eine falsche Richtung. Eine amerikanische Studie beobachtete 707 Menschen über 17 Jahre hindurch. 20 bis 25 Gewaltakte wurden pro Stunde im Kinderfernsehprogramm registriert. Das bedeutet, wer viel fernsieht, sieht auch viel Gewalttätigkeit. Tatsächlich konnte in der Studie bestätigt werden, dass kindliche Gewaltdarstellungen mit späterem antisozialem Verhalten mit einer Neigung zur physischen Verletzung und zu aggressivem Benehmen assoziiert war. Eine zweite Studie, die 1977 begann, Kinder zwischen sechs und neun Jahren inkludierte und sie dann 15 Jahre weiterverfolgte, konnte dies nur bestätigen. Buben scheinen dabei gefährdeter zu sein als Mädchen, vor allem, wenn sie in den ersten fünf Lebensjahren Gewalt unter den Menschen – auch elektronisch vermittelt – miterleben mussten. Wird Brutalität mit Erotik kombiniert, so hat dies einen besonders ausgeprägten Erregungseffekt, der ins Asoziale, Egoistische, ja Kriminelle, führt. Dieser Effekt ist statistisch gesehen gefährlicher als das passive Rauchen und größer, als umgekehrt der Schutz vor HIV durch Kondome oder vor Osteoporose durch Einnahme von Calcium wäre.

Natürlich ist das alles seit Langem bekannt. Neu ist aber das wissenschaftliche Fundament, auf dem diese Erfahrungen stehen: die epigenetische Prägung, elektrische Ladungsmodule, die die dreidimensionale Struktur des Genoms verändern. Die Gene werden damit zu einem Neuroarchiv, in dem entweder Mutter und Vater oder die elektronischen Helden die Hauptrolle spielen.

Kinder sind große Imitatoren, und Imitation ist ein Grundpfeiler des Lernens. Dabei können die Eltern durch nichts ersetzt werden – auch nicht durch die digitale Welt. Und wenn man auch dabei fragt: »Wie viel Mutter braucht das Kind?«, dann ist die Antwort simpel: so viel wie möglich. Diese bekannte Weisheit kann heute die Neurogynäkologie mit naturwissenschaftlichen Beweisen untermauern, und das sollte hier auch erfolgen.

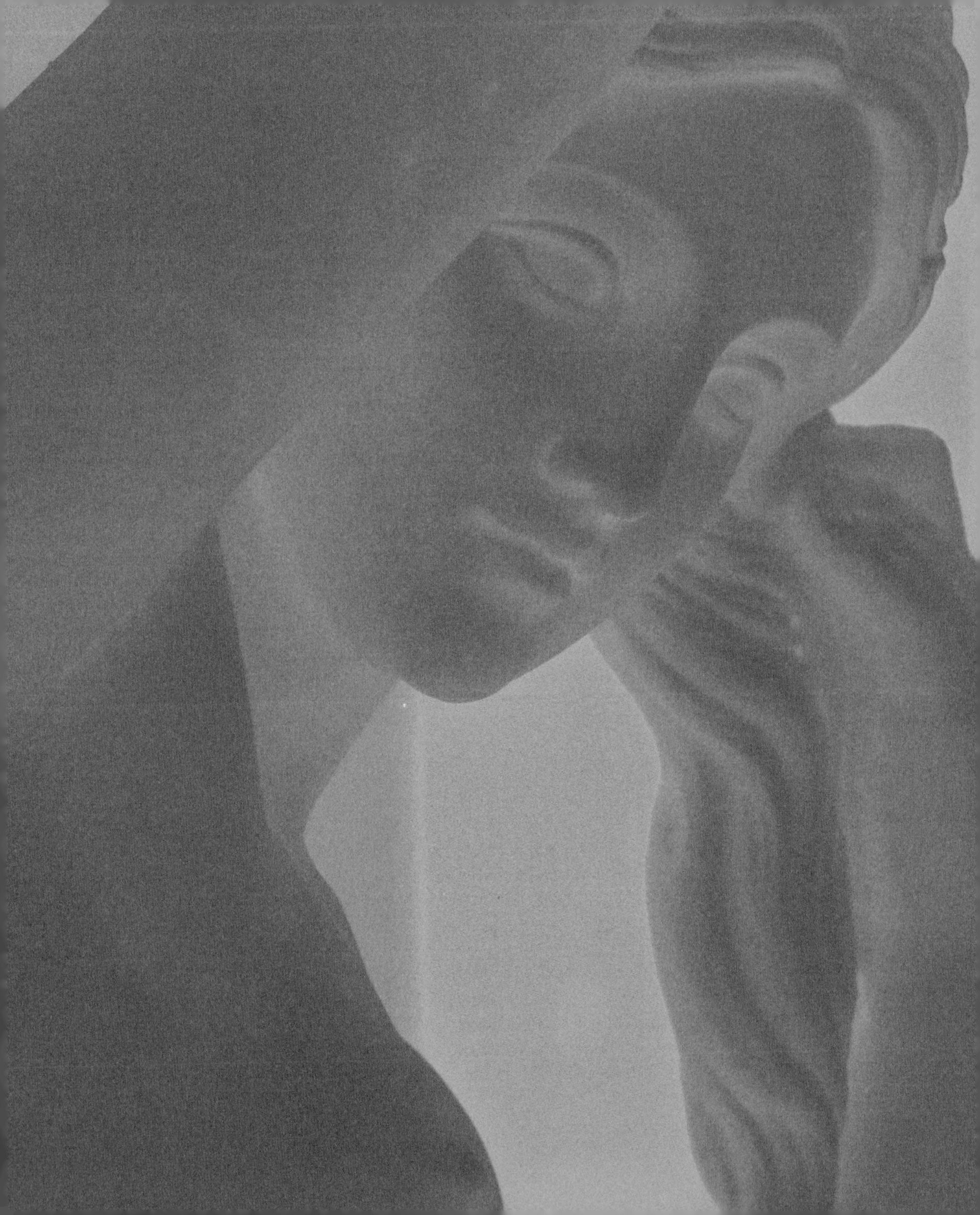

3

Eva hat mehr Gene als Adam

Zwei X-Chromosomen

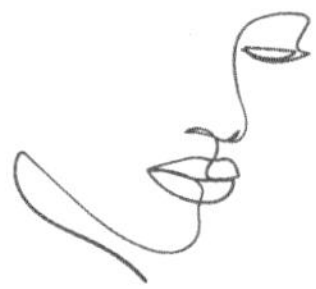

Ein Aphorismus lautet: »Adam war nichts als ein roher Entwurf, und die Schöpfung des Menschen ist Gott erst völlig gelungen, als er Eva erschaffen hat.«[48] Sieht man sich die unterschiedliche Anzahl der Gene von Adam und Eva an, so könnte das stimmen. Mit mehr Genen haben Frauen sicher mehr biologische Vorteile und leben deshalb auch länger. Immerhin besitzt der weibliche Körper mit dem zweiten Reserve-X-Chromosom 1000 Gene mehr, die auch immer wieder aktiviert werden können und unter anderem den milderen Verlauf von Covid-19-Infektionen bei Frauen erklären.[49]

Die genetische Überlegenheit von Eva wurde schon seit Langem vermutet: Warum leiden Männer, um ein altes Beispiel zu nehmen, auch an der berühmten »Königskrankheit« häufiger, Frauen hingegen kaum? Weil Frauen eben mehr Gene besitzen und deswegen gegen vieles geschützter sind als Männer.

Alexei, Urenkel der englischen Königin Victoria und Sohn des russischen Zaren Nikolaus II., litt an einer Erkrankung, die präferentiell bei Männern vorkommt. Er starb allerdings nicht an den krankheitsbedingten Blutungen, sondern durch den abscheulichen Mord der Bolschewiken. Vererbt hatte ihm die Gerinnungsstörung Hämophilie B seine Urgroßmutter mütterlicherseits, Queen Victoria, die als Frau zwar diese Veranlagung besaß, selbst aber nicht erkrankte.

Auch die Nachfahren des spanischen Monarchen Alfons XIII., Alfons und Gonzalo sowie die preußischen Prinzen Waldemar und Heinrich litten an dieser »Männerkrankheit«, hervorgerufen durch die unterschiedlichen Chromosomen von Mann und Frau. In der Jetztzeit war es auch Richard Burton, einer der Ehemänner von Liz Taylor, der durch die Blutungsneigung mitunter sehr eingeschränkt war.

Männern fehlt das zweite X-Chromosom, und deshalb leiden sie häufiger an Bluterkrankungen als Frauen. Ein wichtiger Gerinnungsfaktor sitzt an diesem Chromosom, und wenn es nur in einfacher Ausführung ist wie bei Männern (XY) und nicht in doppelter Form wie bei Frauen (XX), dann sind die männlichen Artgenossen deutlich benachteiligt. Denn auch das prinzipiell ruhig geschaltete zweite X-Chromosom der Frau kann immer wieder partiell reaktiviert werden.

Das ist ein Beispiel, warum durch die geringere Genanzahl Männer benachteiligt und eigentlich die »Schwächeren« sind.

Nun sagt eine Zahl mehr als 1000 Worte: Eva besitzt eben um 1000 Gene mehr als Adam – das ist doch eine Botschaft über das wahre starke Geschlecht! Und es wird noch besser: In diesen Genen ruhen auch Hilfen für ein längeres Leben.

Aristoteles wird die Aussage zugewiesen, er wäre glücklich gewesen, als Mensch, als Grieche und als Mann geboren worden zu sein – vor dem Hintergrund der Gene müsste man eigentlich glücklicher sein, als Frau zur Welt zu kommen.

Wie kam es zum Chromosomendefizit des Mannes?

Vor mehr als 300 Millionen Jahren verspürte das letzte, das 23. Genpaar plötzlich einen Bruch. Ein Teil des langen Armes brach, rotierte und wurde verkehrt wieder eingesetzt, eine Inversion erfolgte, wodurch der übliche Austausch zwischen den beiden gleichen Chromosomen nicht mehr stattfinden konnte. Ab diesem Zeitpunkt war das Y-Chromosom gezwungen, für sich allein weiterzuleben, ohne sich gegenseitig korrigieren und austauschen zu können.[50]

Das kleine Y-Chromosom, das durch diese Inversion und durch anschließende Verkleinerung entstand, kodiert die männlichen Geschlechtsorgane. Damit war eigentlich erst Adam erschaffen. Eva hingegen behielt sich beide XX-Chromosomen, sodass sie, wenn in einem X-Chromosom etwas falsch lief, sich beim anderen Nachhilfe organisieren konnte. Zwar ist das zweite X-Chromosom bei der Frau nicht permanent aktiv, allerdings dient es quasi als Reservoir und kann dem aktiven X-Chromosom aushelfen, sollten dort Probleme entstehen. Diese Qualifikation fehlt dem Mann. Ein Grund, warum er auch Nachteile hat, die er allerdings auf sich nimmt, um des Vorteils, männliche Geschlechtsorgane besitzen zu können.

Im X-Chromosom ruhen lebenswichtige Gene, die das Immunsystem, den Stoffwechsel und auch die Blutgerinnung regeln. Veränderungen an diesem Genomteil führen deshalb bei Männern, die über kein zweites X-Chromosom verfügen, zu mehr gesundheitlichen Problemen. Sie erleiden manches häufiger als Frauen. Das ist wahrscheinlich auch einer der Gründe, warum Frauen länger leben als Männer. Beispiele dafür gibt es viele.

Die Fähigkeit, rot und grün zu unterscheiden, ermöglicht ein Gen des besagten X-Chromosoms. Deshalb ist von dieser Farbenblindheit etwa einer von zwölf (nordeuropäischen) Männern, aber nur eine von 200 Frauen betroffen. Umgekehrt ist die »Glückskatze«, die Calico-Katze mit ihrer markanten rot-schwarzen Fellfarbe fast immer weiblich, weil auch sie das Farbgen in doppelter Ausführung des X-Chromosoms besitzt.

Muskelatrophie Duchenne findet man ebenfalls bei Männern häufiger, da ihnen das wichtige Gen für Dystrophin, das sich auch am X-Chromosom befindet, fehlt und durch das zweite »Reserve-X-Chromosom« nicht ausgeglichen werden kann.

Ein aktuelles Beispiel der letzten Monate: Frauen erkranken milder und seltener an Covid-19 – unter anderem auch deshalb, weil ihr Genreservoir größer ist als das von Adam. Dort befindet sich das Gen für den ACE2-Rezeptor, der vom Covid-19-Virus zerstört wird. Das zweite X-Chromosom, über das lediglich Eva verfügt, schützt sie vor schweren Krankheitsverläufen, weil auf jenem X-Chromosom besagtes ACE2-Gen sitzt und einspringen kann, sollten die erkrankten ACE2-Rezeptoren nachgebildet werden müssen.

Leben Frauen länger, weil sie mehr Gene haben?

Die Frage, welche Joachim Müller-Jung in seinem Artikel »Mann am Limit«[51] stellt, ist berechtigt: »Wieso leben Frauen generell länger? Oft wird behauptet, weil Männer härter arbeiten. So sehen das gerne die Männer. Die Wahrheit ist: Bei Hunden, Löwen und Robben gibt es den Unterschied auch.«

Umgekehrt leben bei Vögeln die Männchen länger, obwohl sie das Revier verteidigen, Nester bauen und Nahrung beschaffen müssen, während das Weibchen ein bequemes Brutleben hat. Bei Vögeln besitzen aus welchen Gründen auch immer die Männchen die beiden gleichen Endchromosomen. Also scheint die Lebensdauer doch auch eine Frage der Genanzahl zu sein.

Die Malocherthese bringt dies tatsächlich mit den Chromosomen zusammen. Weibliche Säugetiere haben zwei identische Geschlechtschromosomen, die sich gegenseitig unterstützen. Den männlichen Artgenossen blieb ja nur ein Torso des X-Chromosoms, nämlich das Y-Chromosom mit lediglich etwas mehr als 100 Genen.

Das X-Chromosom der Säugetiere entspricht dem Z-Chromosom der Vögel, und davon haben Männchen zwei, während die weiblichen Vögel sich mit einem W-Chromosom begnügen müssen, dem Pendant zum kümmerlichen Y-Chromosom des Mannes.

»Australische Forscher haben nun in ›Biology Letters‹ an 229 Tierarten demonstriert, dass zwei gleiche Chromosomen offenbar einen besseren Schutz vor frühzeitigem Ableben bieten, indem der zweite gleiche Chromosomensatz eine Reparaturanlage darstellt. Das einsame Y-Chromosom des Mannes kann also die Gene seines X-Chromosoms nicht beschützen.«[52]

Das »British Medical Journal Open« berichtet über ein interessantes Detail – dass katastrophale Faktoren offensichtlich auch das Geschlecht der Neugeborenen beeinflussen. Während des Krieges kommen weniger Buben zur Welt, nach den Kämpfen im wieder eingetretenen Frieden boomen plötzlich die Buben. Kanadische Gesundheitsforscher verglichen sogar den Wahlsieg von Donald Trump nach dem US-Präsidentschaftswahlkampf im November 2016 mit einer kriegsähnlichen Belastung.[53] Nach dem überraschenden Wahlausgang veränderte sich die Verteilung der Geschlechter neugeborener Kinder im Bundesstaat Ontario, der für seine Anti-Trump-Gesinnung bekannt war, wie in einem Krieg: Plötzlich wurden weniger Buben geboren.[54]

„Das Phänomen ist von Terrorattacken und Katastrophen bekannt: Nach 9/11, den Anschlägen von Madrid 2004 und London 2005 und auch nach dem Hurrikan Sandy waren Monate später weniger Jungen geboren worden.

Dass die Babys in der Schwangerschaft unterschiedlich sensible Entwicklungsphasen haben, ist nicht neu – auch wenn die Ursachen noch völlig im Dunkeln liegen. Dass aber diese physiologischen Schockwellen zu Ungunsten des männlichen Geschlechts nun auch von Wahlenttäuschungen abhängig sein sollen, muss jeden Demokraten einigermaßen verstören – und zeigt jedenfalls: Eigentlich sind die Frauen das starke Geschlecht. Denn sie überleben offenbar besser den Wahlerfolg des Gegners der Eltern. Biologisch ist das unstrittig, gesellschaftlich allerdings muss das immer noch seinen Ausdruck finden.“[55]

Auch auf den Neonatologie-Stationen beobachtet man, dass schon Mädchen, selbst wenn sie ganz unreif zur Welt kommen, das stärkere Geschlecht sind. Sie überleben besser und häufiger als frühestgeborene Knaben. Dass aber selbst der Stress einer Wahlniederlage schon bei der Befruchtung die männlichen Spermien so deaktiviert, dass sie den Befruchtungsvorgang nicht überstehen, ist eine weitere Erkenntnis aus der Trump-Regentschaft.

Das ewig Weibliche prägt uns für immer – die epigenetische Kraft der Mutter

Eva besitzt nicht nur mehr Gene. Sie hat auch die Fähigkeit, die Genverpackung der Kinder während der Schwangerschaft so zu beeinflussen, dass ihnen dies nach der Geburt mitunter für immer erhalten bleibt. Eine biologische Gewalt, auf die Adam verzichten muss. Für diese Erkenntnis gab es auch einen österreichischen Nobelpreis.

Graugänse und Menschen

Wenn das Kind Konrad Lorenz (1903–1989) vom Fenster seines elterlichen Herrenhauses auf die in der Ferne glitzernde Donau blickte, ahnte es noch nicht, dass Dekaden später dieser Fluss mit seinen Auen Politiker in Schwierigkeiten bringen und einen der erfolgreichsten Bundeskanzler der Alpenrepublik resignieren lassen würde und dass er – Konrad Lorenz – der Proponent einer Bürgerbewegung werden sollte, der es gelang, die Profitwut von Energieerzeugern auf Kosten der Schätze von Mutter Natur einzubremsen und zu verhindern, dass das flussaufwärts gelegene Kernkraftwerk Zwentendorf in Betrieb ging.

Konrad Lorenz war Atheist, genoss es aber, wiederholt Kardinal König zu besuchen, oft zusammen mit seinem Schüler Rupert Riedl, um sich mit ihm über

Gott und die Welt zu unterhalten. Er erzählte immer wieder die Geschichte seiner Mutter. Als sie schwanger war und nach Ausbleiben der Regel den Frauenarzt aufsuchte, eröffnete ihr dieser – Ultraschall gab es damals ja noch nicht –, sie hätte ein großes Myom, das baldigst operiert werden müsse. Auf den Hinweis der Mutter, dass sie aber im Bauch Bewegungen spüre, antwortete der Arzt, das käme manchmal auch bei Myomen vor …

Konrad Lorenz resümierte dann immer: »Am Anfang war ich eigentlich ein Myom …« Da sein Vater auch Arzt war, wurde glücklicherweise die Hysterektomie verhindert. Konrad Lorenz erblickte das Licht der Welt und erlebte im damaligen Donaugebiet eine schöne Kindheit.

In diese Zeit, in die frühkindlichen Prägejahre, fiel auch die berühmt gewordene Gute-Nacht-Geschichte, deren Folgen Dekaden später ihm den Blick hinter den Spiegel ermöglichen und damit den Nobelpreis bescheren sollten.

Seinem unscheinbaren Kindermädchen kam dabei eine Schlüsselposition zu. Wiederholt las es ihm Selma Lagerlöfs Erzählung von Nils Holgerssons Reise mit den Wildgänsen vor und weckte damit in dem Buben den Wunsch, selbst ein Wasservogel zu werden oder wenigstens diese Tiere begleiten zu können.

Deshalb bekam er zum Spielen frisch geschlüpfte Entenküken geschenkt, an denen er als Kind eine Prägebeobachtung machte. Die Küken folgten ihm überall hin, wie der Entenmutter – auch ins Bett. „So erlebte er erstmals das Phänomen der Prägung, dessen komplexe wissenschaftliche Erklärung später zu seinen Verdiensten gerechnet werden sollte.

»Unwiderruflich, nach einem nur für äußerst begrenzte Zeit ›offenen‹ genetischen Programm, wird der Jungvogel auf das erstbeste Wesen fixiert, das sich ihm in dieser Phase zuwendet«,[56] wie Peter Brügge es formulierte. »Daß der zu bewusstem Handeln befähigte Mensch so etwas als unauslöschbares Erbe unterhalb der Verwegenheit seines wuchernden Verstandes in sich birgt«,[57] hatte man schon vor Lorenz hinter vorgehaltener Hand vermutet. Auf den Punkt gebracht und thematisiert hat es aber erst er. Obwohl damals der Begriff der Epigenetik noch nicht bekannt war, hat Lorenz diesen Vorgang vorweg beschrieben. Während bei den schlüpfenden Vögeln die Zeit unmittelbar nach Verlassen der Eischalen der

»Prägemoment« ist, erweiterte sich diese bei den Säugern und hier vor allem beim Menschen auf die Schwangerschaft, wo schon »innerhalb der Eischalen«, also im Uterus das Kind von der Mutter auf das Leben vorbereitet wird, und zwar epigenetisch. Die Rolle von Eva kann dabei nicht hoch genug eingeschätzt werden – für das Kind, aber eigentlich auch für die ganze Gesellschaft.

Die Entdeckung der Epigenetik

Als im Juni 2000 in Anwesenheit von Bill Clinton die Dechiffrierung des menschlichen Genoms vorgestellt wurde, dachte man, das Buch des Lebens aufgeschlagen zu haben.

Kurz danach musste allerdings eingestanden werden, was man schon länger vermutete und auch beschrieb, dass es neben dem genetischen Code, der von beiden Elternteilen stammt, auch einen epigenetischen Code gibt. An dessen Prägung in der Schwangerschaft natürlich nur die Mutter beteiligt ist. Denn in ihrem Körper reift ein neuer Mensch heran, der in ihr geformt wurde – Eva hat darüber die alleinige Prägungshoheit in dieser Zeit, und wir alle tragen sie noch in uns, allerdings nur von der Mutter vermittelt. Sowohl die Gene (das Genom) als auch die Genverpackung (das Epigenom) sind bei der Zeugung vorprogrammiert. Im Unterschied zum Genom kann die elektrodynamische Ladung des Epigenoms nach der Zeugung noch feinarretiert werden, besonders in der Schwangerschaft über die Mutter und die sie belastenden oder erfreuenden Umwelteinflüsse. Damit prägt das ewig Weibliche eigentlich unser aller Leben.

Jede Zelle hat die volle Erbinformation in sich, im DNA-Faden, auf dem perlenkettenähnlich die Buchstaben der Gene hintereinander eingewoben sind. Dieser Faden ist unglaublich lang, etwa zwei Meter beträgt er pro Zelle, würde man ihn vollkommen entfalten. Addiert man ihn von allen Zellen unseres Körpers, so ließe sich damit eine Verbindung zwischen Erde und Mond herstellen.

Dass diese genetische Informationskette klug verpackt werden muss, versteht sich, sonst hätte die zwei Meter lange Genkette in den mit freiem Auge gar nicht sichtbaren Zellkern unmöglich Platz, darum ist der DNA-Faden zusammengeknäult, vergleichbar einem Seil, das man in einen kleinen Sack zwängen muss.

Allerdings geschieht dies nicht zufällig, obwohl es beim Hinsehen chaotisch aussehen würde: Das Verpackungsmuster der DNA gehorcht physikalischen Größen, die aus einfachen, nur wenige Atome umfassenden chemischen Verbindungen bestehen. Methyl- (CH 3) und Acetylreste sowie Phosphate sind drei häufige Moleküle, die an unterschiedlichen Stellen an die DNA bzw. an den Kristallisationskernen der Gene, den Histonen, assoziiert werden. Damit verleihen sie der DNA-Perlenkette eine elektrische Ladung, die, physikalischen Anziehungs- und Abstoßungskräften folgend, ein Faltungsmuster ergibt.

Das Ganze dient nicht nur der Verpackung. Wird ein Gen bildlich gesprochen nach unten oder in das Innere des Knäuels geschoben, kann es bei Weitem nicht so aktiv bleiben und Proteine bilden, wie es der Fall wäre, bliebe es an der Oberfläche lokalisiert, wo die Ablesungsmaschinerie jederzeit Zugang zum Gen hat. Damit entscheiden besagte Methylphosphat- und Acetylreste darüber, ob Gene arbeiten oder in einen Ruheschlaf versenkt werden.

Dies löst auch eine Frage, die die Medizin lange Zeit unbeantwortet ließ: Wenn in unserem Körper jede Zelle die gleichen Erbinformationen in sich trägt, warum bilden dann manche Zellverbände die Haut, andere den Knochen und wieder andere den Herzmuskel? Wie weiß die Zelle, welche Befehle sie an welchem Ort ausführen soll – trägt sie doch das ganze Genom für alle Organe in jeder Zelle unseres Körpers in sich. Die Antwort darauf lautet: Die »Verpackung« macht es aus.

In Leberzellen etwa sind Gene für die Netzhaut, für Nerven und Knorpeln durch die Verpackung versteckt und inaktiviert. Das Erbgut wird so gefaltet, dass es nur jene Proteine herstellt, die eben für die Leber erforderlich sind.

Im Unterschied zur Basensequenz des DNA-Fadens, der im Großen und Ganzen konstant bleibt, kann die Verpackung in gewissem Ausmaß verändert, angepasst werden und steht so mit der Außenwelt in einer permanenten Korrespondenz, was dem Überleben und der Erhaltung der Art dient. Denn dadurch gelingt es der Zelle, rasch und ohne Gene verändern zu müssen, sich einer schnell verändernden Umwelt anpassen zu können.

Das ist vor allem in der Schwangerschaft wichtig: Über die Mutter erfährt das Kind, was es nach der Geburt erwartet, und passt sich epigenetisch an. Damit hat ausschließlich die Mutter das Privileg, das Epigenom des Kindes zu adaptieren. Sie formt im Uterus das Kind und ist Dirigentin im epigenetischen Konzert, welches das Kind ein Leben lang begleitet. Eva und ihr Kind beschenken sich nicht nur gegenseitig während der Schwangerschaft mit ihren Zellteilen. Über den DNA-Austausch hinaus färbt in den neun Monaten die Mutter das kindliche Genom ein und gibt ihm eine epigenetische Prägung mit.

Natürlich hat die Evolution dies über Millionen von Jahren vorbereitet, vor allem im Pflanzenreich, aber auch bei sozial orientierten Insekten. So gibt es vereinfacht dargestellt bei Bienen drei verschiedene Populationen: Drohnen, Arbeiterinnen und die Königin. Obwohl alle die gleichen Gene haben, unterscheiden sie sich deutlich in Gestalt und Aufgaben. Die Unterschiede liegen in ihrer Genverpackung, im Epigenom, das bei den Bienen durch die Ernährung, nämlich durch Gelee royale so adjustiert wird, dass keine einfache Biene, sondern eine Königin heranwächst, wenn man ihr in Prägemomenten die königliche Nahrung anbietet. Das ist ein anschauliches Beispiel dafür, wie selbst durch die Ernährung die Gensteuerung in bestimmten »Entwicklungsfenstern« beeinflusst werden kann.

Bei Vögeln prägt die Zeit in den Eischalen das Verhaltensmuster der später heranwachsenden Tiere: »Junge Stare flüchten flinker, wenn sie schon im Ei dem Stresshormon Cortisol ausgesetzt waren.« Das haben Forscher von British Columbia[58] bei Vögeln beobachtet, die sich in Kästen auf einer Farm eingenistet hatten. Zur Vortäuschung mütterlichen Stresses wurde der Corticosteron-Gehalt frischgelegter Eier künstlich erhöht. Daraus geschlüpfte Nestlinge wuchsen zwar ebenso schnell heran wie Stare aus unbehandelten Eiern und wurden wie diese im Alter von drei Wochen flügge. Bei ihren ersten Flugversuchen schnitten sie aber merklich besser ab. Sie besaßen nicht nur größere Flügel, sie konnten auch kräftiger damit schlagen. Deutlich weiterentwickelt, enthielten ihre Flugmuskeln so viel Eiweiß und so wenig Wasser, wie es sonst für erwachsene Vögel typisch ist. Flugtechnisch derartig frühreif zu sein, dürfte sich vor allem dann auszahlen, wenn die Jungen in einem riskanten Umfeld aufwachsen. Vermutlich verbessern gestresste Starenweibchen, die ihre Eier mit Corticosteron anreichern, die Überlebenschancen der Brut.[59]

Dass Mütter ihren Stress an die Kinder weitergeben, noch ehe der Nachwuchs das Licht der Welt erblickt, ist zwar schon lange bekannt, bisher wurden beim Menschen allerdings meist negative Effekte entdeckt: gebremstes Wachstum etwa oder ein geschwächtes Immunsystem. Abgesehen davon können offensichtlich Stresshormone auch positive Auswirkungen haben, die die Sprösslinge bei Zeiten für ein gefahrvolles Leben vorbereiten.

Was bei Pflanzen fast die Regel und im Tierreich weit verbreitet ist – nämlich Anpassungsmechanismen, die über die genetische Codierung hinausgehen –, hat sich beim Homo sapiens voll entfaltet. Es gibt verschiedene epigenetische Fenster, in denen geprägt wird, wobei das wichtigste Fenster zweifellos das der Schwangerschaft ist, die biologische Mitgift – solitär von der Mutter.

Die Schwangerschaft – ein Prägefenster

Im Juli 2008 hat Peter Gluckman[60] dies erstmals in einem amerikanischen Journal zusammengestellt und aufgelistet, wie das Leben in der Gebärmutter von Eva unser ganzes Leben begleitet.

Von der Mutter stammt ja nicht nur die Hälfte der kindlichen Gene, sie gibt dem Kind nicht bloß ihre Stammzellen für das weitere Leben mit, sondern prägt auch seine Epigenetik auf entscheidende Weise durch das, was sie[61] während der Schwangerschaft erlebt.

Eigentlich ist der erste Bericht über den Einfluss der Außenwelt auf das Innenleben des Kindes in der Heiligen Schrift zu finden. In der berührenden Szene, als Maria die Mutter von Johannes dem Täufer besucht und beim Anblick von Maria Elisabeth ausruft: »Jetzt hüpft das Kind in meinem Leibe, da es den Heiland verspürte.« Kindesbewegungen hat Elisabeth sicher schon vorher empfunden, aber das Zusammentreffen mit Maria, die zu diesem Zeitpunkt auch schon schwanger war, war das Besondere. Man kann die Geschichte aber auch in die säkulare Jetztzeit transportieren: Schwangere berichten über ähnliche stärkere Kindesbewegungen, sobald der Vater den Bauch der Mutter zu streicheln beginnt.

Auch die Spracherkennung setzt bereits im Mutterleib an, denn selbst das noch unausgereifte Gehirn von Babys/Feten reagiert auf feine sprachliche Nuancen, zum Beispiel auf einen Lautwechsel von ba zu ga. Einer Studie zufolge können Babys weibliche und männliche Stimmen unterscheiden und sich damit an die Phonetik der Mutter, die verständlicherweise am intensivsten mit dem Kind beisammen ist, gewöhnen.[62]

Selbst Musik scheinen die Kinder schon im Mutterleib zu registrieren. Eine beeindruckende Publikation der Online-Fachzeitschrift »PLOS ONE«[63] zeigte, dass die pränatalen Melodien, denen Babys/Feten ausgesetzt sind, einen neuralen Langzeiteffekt haben, eine neuronale Repräsentation, bei der Aktionspotenziale mit Bewusstseinsinhalten verbunden werden. Das heißt, sie profitieren zweifellos davon, wenn man ihnen etwas vorsingt.

Verständlicherweise gibt es Überlegungen, ob die großen musikalischen Familien Mozart, Haydn und Strauß nicht nur genetisch ein großes Potenzial für die Musikalität mitbekamen, sondern dass sie auch epigenetisch in der Gebärmutter bereits geprägt wurden.

Einen schlichten, aber wahrscheinlich trotzdem guten Rat kann man schwangeren Frauen mitgeben: Wenn Sie schwanger sind, dann reden Sie mit Ihrem Kind, streicheln Sie es schon durch den Bauch – vor allem aber singen und musizieren Sie mit ihm. Ist das Kind geboren, schaukeln Sie es,[64] denn da erinnert es sich an das Auf und Ab im Fruchtwasser und hat nicht unmittelbar, nachdem es auf Welt gekommen ist, den Eindruck, das Paradies im Mutterlieb für immer verloren zu haben.

Epigenetische Prägung, die die Mutter dem Kind in der Schwangerschaft mitgibt, ist kaum zu unterschätzen. Letztlich ist auch der Bedarf an Folsäure und Cholin – beides wird ja mit Beginn der Schwangerschaft sorgfältig zugeführt – deshalb so wichtig, weil beide Substanzen epigenetische Buchstaben beinhalten und eben diese Epigenetik während der Schwangerschaft unterstützt gehört.

Die Mutter prägt also das Kind und entscheidet mit, wie sich der Fetus weiterentwickelt. So beeinflusst selbst der mütterliche Vitamin-D3-Spiegel epigenetisch das Kind für das spätere Leben. Eine dänische Studie[65] zeigte, dass Kinder, die im zweiten und dritten Trimenon in den sonnenärmeren Ländern zur Welt kamen bzw. deren Mütter bereits in der Schwangerschaft dort waren, im späteren erwachsenen Leben ein höheres Risiko für Multiple Sklerose aufweisen. Verantwortlich wird unter anderem der niedrige Vitamin-D3-Spiegel gemacht, weil diese Substanz offensichtlich epigenetisch auch einen Schutz- und Prägefaktor für das intrauterine Kind darstellt.

Solche Erkenntnisse haben natürlich die Geburtshilfe verändert, denn es ist nicht mehr allein wichtig, sich um den Blutdruck und Harnbefund der Mutter während der Schwangerschaft zu kümmern. Schwangerenvorsorge sollte viel umfassender gedacht werden und auch sein. Alles sollte getan werden, damit die werdende Mutter ein glückliches und stressfreies Leben während der Schwangerschaft genießt. Denn das Glück der schwangeren Frau in der Schwangerschaft, aber auch Sorgen und Ängste prägen das Kind und begleiten es weiter im Leben.

Eine zeitgemäße und den heutigen Erkenntnissen der wissenschaftlichen Forschung entsprechende Schwangerenbetreuung umfasst mehr, nämlich auch die familiäre, soziale sowie berufliche Ebene. Dies klingt vielleicht wie eine Selbstverständlichkeit, doch bei genauerem Hinsehen merkt man, dass hier noch viel zu tun wäre.

Die werdende Mutter darf nicht gemobbt oder beleidigt werden – manches registriert sie ja geradezu mit einer Überempfindlichkeit und gibt es dem Kind weiter. Diese hohe Sensibilität war vielleicht auch die Ursache, warum Meghan, Herzogin von Sussex, die unkluge, aber wahrscheinlich nicht böswillige Frage nach der Hautfarbe des zu erwartenden Kindes so traf. Die Schwangerschaft präjudiziert das Kind für seine späteren Lebensjahrzehnte. Deswegen nimmt die werdende Mutter alles mit einem Schallverstärker wahr, um dem Kind jede notwendige Information – wenn auch indirekt und epigenetisch – weiterzugeben. Ein genialer Schachzug von Mutter Natur, den sie zunächst aber nur Eva anvertraut hat.

Damit hat die direkte Umgebung der schwangeren Mutter eine besondere Verantwortung: der Ehemann, die Schwiegereltern und die Berufskollegenschaft.

Denn der antenatale Stress der Mutter, den sie im zweiten und dritten Trimenon über sich ergehen lassen muss, ist mitunter sogar mit einer höheren Wahrscheinlichkeit verbunden, dass Kinder psychisch belastet werden oder an Depressionen leiden können. Auch Cortisol, das Mütter während der Schwangerschaft im Stress bilden, wirkt sich unmittelbar auf das Kind aus. Im späteren Leben ist es gefährdeter, eine Insulinresistenz oder Hypertonie zu entwickeln.

Das zweite Prägefenster

Aber auch nach der Geburt prägt die Mutter im normalen Fall das Kind weiter. Das Neugeborene muss in den ersten Lebensmonaten so oft wie möglich gestreichelt bzw. liebkost werden und erlebt auf diese Weise taktile Reize, das erste Kommunikationssystem zwischen Mutter und Kind, als Streicheleinheiten. Dadurch wird der Glykokortikoid-Rezeptor epigenetisch geschützt, aber auch der Oxytocin- und Östrogen-Rezeptor in seiner epigenetischen Genstruktur.[66] So bekommt das Kind die beste Stressresistenz bereits von der Mutter geschenkt. Treten im späteren Leben Gefährdungen auf, so meistert das ein Kind besser, wenn es in den ersten Lebensmonaten möglichst oft gestreichelt und liebkost worden ist. Allerdings scheinen Kinder hier sehr opportunistisch zu sein, es muss nicht immer die Mutter sein, es muss *eine* liebevolle Person es sein, und das beinhaltet auch eine wichtige Botschaft.

Und was ist mit den Vätern?

Aller guten Dinge sind zwei: Neben der Epigenetik hat Mutter Natur noch ein zweites Anpassungssystem im Talon, das vielleicht noch überraschender ist als das der Epigenetik.

Darf das Sperma die Eizelle betreten und beginnt dann das große Opus der Lebensentstehung, so ist es vor allem die Eizelle, die die ersten Schritte dazu lenkt. Dafür hat sie zahlreiche RNA-Moleküle und Oozyten gespeichert, die den weiteren Gang der biologischen Dinge ermöglichen. Das männliche Sperma ist dafür zunächst nur Handlanger. Da gibt es nämlich noch ein anderes Geheimarchiv.

Die miRNA beider Elternteile – kleine Einführung in eine neue Biologie

Das menschliche Genom gleicht dem Universum, in dem Sterne und Planeten nur einen kleinen Teil bilden. Ähnlich verhalten sich unsere Gene. Nur fünf Prozent werden in Proteine umgewandelt, der Großteil schien lange Zeit nicht aktiv zu sein und wurde deshalb auch als Müll-, als Junk-DNA bezeichnet.[67]

In Wirklichkeit scheint es offenbar ein Geheimarchiv zu sein. Dort wäre auch der Bauplan für einen sechsten Finger vorhanden[68] – nachdem dieser aber keinen

Überlebensvorteil bringt, wurde er nie aktiviert. Aufgabe jener Junk-DNA ist es weniger, neue Proteine zu bilden, sondern die von ihr abgelesene RNA als Regulativ für die Steuerung unzähliger biologischer Prozesse zu verwenden.

Unser Körper verfügt über zahlreiche solcher RNA-Stücke.[69] Momentan sind mehr als 1000 bekannt, die nicht von den normalen Genen stammen und auch nicht in Proteine umgesetzt werden. Sie sind Steuerungsmoleküle und unterstützen die weibliche Reproduktion weit mehr als die männliche. Ob diese regulierende RNA aus der nichtkodierenden DNA abgelesen wird, hängt auch von äußeren Faktoren ab, ähnlich wie die Epigenetik. Somit gibt es einen neuen Code, der über Lebensgewohnheiten der Eltern – denn diese beeinflussen die Bildung dieser miRNA – an die Kinder weitergegeben wird.

Vielleicht zur vertiefenden Wiederholung: Unser Genom gleicht einer Perlenkette, in der es vier verschiedenfarbige Perlen gibt. Die spezifische Anordnung der Perlen ergibt die Proteine, aus denen unsere Organe und unser Körper bestehen. Jede unserer Zellen besitzt eine derartige Perlenschnur. Allerdings nur circa fünf Prozent der Perlenschnur besitzen Gene, die tatsächlich in Organteile oder Proteine umgewandelt werden. Sie sind wie Leuchttürme, die im langen DNA-Faden immer wieder aufflackern und zeigen, dass sich dort in der Perlenkette die Information für körpereigene Stoffe befindet. Jene Leuchttürme machen aber nur einen kleinen Teil der gesamten Perlenkette aus, 95 Prozent sind inaktiv und werden größtenteils als Junk-DNA bezeichnet.

Die »Leuchttürme« – das sind eben die fünf Prozent arbeitende Gene – werden aber nicht direkt in Organelemente umgeschrieben. Zwischen der DNA und den Zellbestandteilen, den Proteinen, befindet sich noch ein Mittelglied, nämlich die RNA, eine Kopie der DNA.

Möchte der Körper beispielsweise Insulin bilden, geht die Ablesungsmaschine zu jenen Genabschnitten (den Leuchttürmen vergleichbar), in denen die Information für das Insulin ruht.

Die Erbinformation stellt aber nicht sofort und direkt Insulin bzw. andere Proteine her, sondern verwendet die bereits erwähnte RNA als Zwischenglied. Damit vergrößert sich der Aktionsradius unseres Genoms, denn diese RNA, jenes Zwischenglied, kann noch weiter verändert werden – entsprechend den Einflüssen von außen – und erlaubt eine vielfältigere Adaption und Anpassung, als würde das Gen einfach und direkt aus der DNA abgelesen werden.

Man weiß, dass Gene kleinen Änderungen unterliegen können, was zu Krankheiten oder spezifischen Eigenheiten führt. Die kürzlich entdeckten Genscheren (CRISPR) erlauben es einerseits, Genabschnitte zu entfernen, wenn die darin enthaltenen Informationen nicht in Ordnung sind. Andererseits kann man damit auch Genabschnitte in unser Erbgut hineintragen.

Jedoch ist es ein mühsames Unterfangen, unser Erbgut zu zerschneiden. Einfacher ist es, sich des Mitteldings, nämlich der miRNA zu bedienen, die verschiedene Befehle ausübt und zum Protein führt. Damit könnte man nicht nur in die Regulation, sondern auch in die Synthese neuer Proteine eingreifen. Fehlt uns etwa ein Genabschnitt, der eine Erkrankung auslöst, wäre man heute in der Lage, diesen mit der Genschere in komplizierter Weise zuzuführen. Man könnte aber umgekehrt – und das geht leichter – das mittlere Bindeglied, die RNA, der Zelle zur Verfügung stellen, die dann das fehlende Protein bildet, ein Gen ist damit nicht mehr direkt notwendig. Auf diesem Prinzip beruhen übrigens die neuen RNA-Impfungen: Ein RNA-Abschnitt wird injiziert, der Körper bildet nach dieser Anleitung die Spike-Proteine des Virus, gegen das dann unser Immunsystem Antikörper bildet.

Dass diese Technologie mit den entsprechenden RNA-Stücken auf biologische Reaktionen zugreifen kann, um den Alterungsprozess zu modifizieren, wissen erst wenige Eingeweihte.[70] Denn auch der Alterungsprozess geht nicht nur mit einer Genveränderung einher, sondern mit der fehlerhaften Herstellung des Bindeglieds, der RNA. Dadurch werden zu wenig Proteine, zu wenig Zellbestandteile gebildet – der Mensch beginnt zu altern.

Diese kleinen regulierenden miRNA-Stücke werden durch Lebensgewohnheiten aktiviert und über die Keimzellen an die Kinder weitergegeben. Betreiben Väter Sport, so bildet sich ein anderes RNA-Stück und verbessert die geistige Vigilanz im Gehirn des Mannes. Gleichzeitig geht diese RNA aber auch in das Sperma.[71] Es wird auf das Kind übertragen und wirkt dort im späteren Leben ähnlich. Ebenso speichern sich Depressionen des Vaters in seinen Spermien über die miRNA und können an Kinder genunabhängig vererbt werden.[72] Deshalb wurde eine neue medizinische Disziplin geschaffen, und die Botschaft dieser »preconceptional care«[73] lautet: Väter, lebt gesund, denn eure Lebenssünden können tatsächlich den Kindern schaden – nämlich über die RNA!

Besondere Gefäße für die miRNA scheinen die Eizellen zu sein. In ihrer Größe und Komplexität sind sie den Spermien weit überlegen und bilden ein besonderes Geheimarchiv für die miRNA. Das zu erhellen beginnt die Wissenschaft erst jetzt und wird in den nächsten Jahren diesbezüglich sicher Faszinierendes auf den Tisch legen.

Samen-, vor allem aber Follikelflüssigkeit, in der die Eizelle schwimmt, beinhaltet reichlich miRNA, die die augenblickliche Situation der Mutter widerspiegelt und in die Regulation des kindlichen Genoms über Jahrzehnte einwirken kann. Damit bekommt der Augenblick des Liebesaktes schicksalshafte Bedeutung – auch biologisch.

Was Dichter und Philosophen erahnten

Die Jetztzeit kann das »Ewig Weibliche« nicht wegdiskutieren, im Gegenteil. Molekularbiologische Einsichten bestätigen es von Tag zu Tag mehr: Epigenetische Prägungen durch die Mutter, der in der Schwangerschaft fast unglaubliche Zellteilaustausch mit dem Kind und die transgenerationale Informationsweitergabe über die miRNA beweisen beeindruckend, dass das Erdzeitalter der Mütter nicht umsonst einen eigenen Namen bekam: das »Mammäozän«. Es abzuschaffen kann nicht gelingen. Goethes Diktum am Ende von »Faust II« hat seine Aktualität nicht eingebüßt.

Es bleibt prophetenhaft, und darauf hat Manfred Osten[74] in rezenten Publikationen[75] immer wieder hingewiesen: Goethe habe oft sehr erfolgreich dic Natur zu durchschauen verstanden, habe darüber hinaus aber vieles vorausgesehen, was er klugerweise unter Verschluss hielt: den Homunculus, der an die heutigen Techniken der Reproduktionsmedizin erinnert, das Anti-Aging in der Walpurgisnacht, wo Faust das Flugzeug (fliegender Teppich) besteigt, um nach Salzburg zu reisen, da der dortige Erzbischof den besten Wein eingelagert hat, um dann die Flugreise nach Istanbul fortzusetzen, wo der Pascha über den schönsten Harem verfügte; aber auch neue Gesellschaftsordnungen, die Probleme mit der Geldwirtschaft und das mögliche Ende aristokratischer Staatsformen lässt er anklingen. Dass der Arzt Hufeland Goethe das Abendessen streichen wollte, um ihn jung zu erhalten, ist ein weiteres interessantes Detail.

»Die Kunst macht die Wahrheit der Wissenschaft erträglich, sie kann mit Distanz, Ironie, Kritik und Skepsis Abhilfe gegen die Schwere und die Last des Daseins schaffen«,[76] verbalisierte Friedrich Nietzsche die intellektuelle Liaison von Wissenschaft und Kunst, die intuitiv die Prägemomente des Menschen – natürlich auch durch Eva – erahnte.

Das Leben wird uns durch den Filter von Prägeerlebnissen zugänglich, und unsere Schritte zur Wirklichkeit verschmelzen mit dieser Prägung zu einem psychologischen Amalgam.

Nach Peter Sloterdijk reichen die Kategorien der Evolutionstheorie nicht aus, um die Domestikationen der Menschen zu beschreiben – vor allem bei jenen Säugetieren, die ihrem Nachwuchs einen hohen Standard an Nestsicherheit und Brutpflege zu bieten imstande sind und bei denen der Vorgang einer Fixierung von Jugendeigenschaften – er nennt dies das Konzept des Paidomorphismus – auftritt.[77]

Durch die notwendige »Frühgeburtlichkeit« des Menschen, was mit den Beckenmaßen und der Kopfgröße des Kindes zusammenhängt, beobachtet man bei menschlichen Säugern, dass die juvenile Phase ungewöhnlich verlängert ist.

Der frühgeborene Mensch hat einfach nicht das sofort parat, was er zum Leben bräuchte. Die Instinkte müssen durch liebevolle Führung und durch das Lernen über Leitmechanismen ersetzt werden, wie dies Arnold Gehlen schon dargestellt hat. Sloterdijk meint, dass die Pädagogik immer zu spät kommt, weil der neugeborene Mensch als Resultat seiner Frühgeburt zunächst nicht Erziehung braucht, sondern Prägungen, die durch die Fortsetzung des uterinen Brutkastens mit extrauterinen Mitteln erfolgt. Diese Aufgabe teilte die Evolution Eva zu – den uterinen Brutkasten und das Stillen danach, was in seiner psychologischen und soziologischen Dimension noch gar nicht richtig erkannt und gewürdigt wurde.

Wie würde heute der extrauterine Brutkasten aussehen? Ein liebvolles Zuhause, ein Elternpaar, eine Familie mit Großeltern und vieles mehr und vielleicht doch nicht die Kinderkrippe mit sechs Monaten mit dem wie aus dem Nest gefallenen Vögelchen.

Denn die ersten Lebensmonate sind ebenfalls – nach der Schwangerschaft – ein ganz besonderes epigenetisches Prägefenster.

Ähnliches hat Immanuel Kant in seinen anthropologischen Schriften erwähnt, wenn er betont, dass fehlende Bildung jederzeit kompensierbar wäre, indes fehlende Disziplin – man könnte das als Chiffre für epigenetische Prägung bezeichnen – einen nie mehr gutzumachenden Mangel bedeutet.

Wenn allerdings die postpartale Phase bereits vergiftet wird, weil das häusliche Leben, in das die Kinder geboren werden, Vorbereitungen zum äußeren Krieg sind und dieser interfamiliär von den Familien selbst erlebt wird, dann kämpfen alle Pädagogen auf einem verlorenen Terrain – ein Aspekt, der auch bei der Integrationsarbeit eine Rolle spielt.

Die Epigenetik birgt auch die Möglichkeit in sich, aus der Rohstoffartigkeit unserer Geburt ein großes Lebensgebilde zu schaffen. Das Halbfabrikat könnte durch die richtigen epigenetischen Fenster zu einem autoplastisch sich weiterbildenden Ich-Kunstwerk entwickelt werden. Das antike kynische Motiv »die Münze umzuprägen« war von Nietzsche aufgegriffen worden – man könnte es als epigenetisches Motto verwenden.

Nach Nietzsche ist es Ziel unseres Lebens, dieses aus der Rohstoffartigkeit herauszuführen und es zu einem Werk »sui generis« zu machen. Aus dem Material von Talent und Charakter soll ein großes Lebensgebilde gemacht werden. Nietzsches berüchtigtes Wort vom »Übermenschen« bedeutet in diesem Kontext vielleicht nichts anderes als die Aufforderung, aus dem ersten Wurf ein autoplastisch sich fortbildendes Ich-Kunstwerk zu schaffen und auch die postpartalen epigenetischen Zeitfenster zu nützen.[78] Die Starthilfe kommt allerdings von Eva: Sie beginnt mit der Prägung des unreifen »Kindes« schon intrauterin.

Auch Martin Heidegger spricht indirekt, und ohne diesen Begriff schon zu kennen, die Epigenetik an. Ein starkes Merkmal des Daseins entdeckte er in dem, was er Stimmungen nennt: Eine Stimmung ist sozusagen ein Färbebad, in das die Existenz sich eingetaucht sieht. Diese penetrierende und alles Weitere antizipierende Stimmung kommt unseren Urteilen zuvor. Was einmal geprägt wurde, bleibt meist auch so geprägt.

Was auch immer später im Einzelnen als Meinung angetroffen wird, kann unvermeidlich nur noch in der Tönung der vorgängigen – geprägten – Stimmung an den Tag treten. Wer den Menschen in tieferer Weise ansprechen möchte, muss sich auf diese präobjektive Ebene begeben und von dort her die Arbeit an den Stimmungen aufnehmen.

Mit der Entdeckung des Stimmungsthemas verwandeln sich Arzt und akademischer Philosoph zu Psychagogen, indem sie die Patientinnen auf ihre äußersten und innersten Vorurteile über das Dasein im Ganzen, über ihre existenziellen Stimmungen aufmerksam machen – eine andere Terminologie für epigenetische Prägung.

Nach Heideggers Diagnose leidet der zeitgenössische Mensch an einer generalisierten Diffusion, einem Übel, das sich in der Unfähigkeit manifestiert, von der Sache her überzeugt zu werden, sondern eher begleitet zu sein von der Neigung, mit jeder öffentlichen Erregung mitzulaufen und Überredungen das Ohr zu leihen – also epigenetisch überfordert und überreizt zu sein.

Das Prägende bleibt

Eine große Studie von zwei amerikanischen Soziologen, die sie anhand der Daten des »General Social Survey« zwischen 2006 bis 2014 durchführten, bestätigt die epigenetische und auch miRNA-abhängige Prägung. Ab dem 30. Lebensjahr, wenn alle Prägefenster mehr oder weniger geschlossen sind, ändert auch der Mensch kaum mehr seine Meinung.

Die Forscher evaluierten es anhand von 183 Fragen zu sozialen Kontakten und Medienkonsum, Religion, Waffenkontrolle und Kriminalität, Erziehung und Sexualität, Minderheiten- und Frauenrechte, ethnischen Vorurteilen sowie Staatsaufgaben und -ausgaben. Das Forschungsfeld war also weit und umfangreich, und es wurden alle zwei Jahre die Daten erhoben.

»Die Analyse der Umfragedaten zeigt in erster Linie ein hohes Maß an Stabilität der Einstellungen. Etwa vierzig Prozent der erhobenen Einstellungen blieben komplett unverändert. Weniger als ein Prozent der Befragten änderten ihre Einstellungen in einem Zweijahreszeitraum zwischen den Befragungswellen.«[79]

Die Menschen waren geprägt für immer – durch Epigenetik und miRNA. Änderungen traten erst auf, wenn eine neue Generation kam und die alte, früher geprägte abtrat. Aber jede Generation durchschreitet das Färbebad Evas – was danach kommt, ist anderen Prägemomenten, eben den noch folgenden epigenetischen Fenstern mit all ihren Akteuren überlassen.

Und was ist mit Gott?

Auch die Entscheidung, ob man an einen Gott glaubt oder nicht, ist eine epigenetische. Schon bei Søren Kierkegaard entscheidet sich der Mensch für Gott aus einem Vertrauen, für das sich äußere Hilfsgründe letztlich nicht beibringen lassen. Glauben heißt für Kierkegaard, die Wahl zu treffen in einem Präge- und Entscheidungsmoment, wobei man diese Prägemomente oft gar nicht bestellt hat. Es kann als Geschenk aufgefasst werden, als »gratia«, wie es Augustinus formulierte.

Walter Thirring, einer der ganz großen mathematischen Physiker und Schüler von Albert Einstein, vertrat die Ansicht, dass es nicht Argumente, sondern Prägeerlebnisse sind, die den Menschen für Transzendentales sensibilisieren oder auch nicht.[80]

Allerdings wird die Epigenetik und der daraus sich ableitende Historismus von Philosophen auch kritisiert mit dem Argument, nicht jeder Gedanke sei Produkt seiner Zeit, es gebe auch eine philosophia perennis, die abzuschütteln nur für manche verlockend sei. Man könnte provozierend antworten: Über das »schwere Gepäck« haben sich schon vor 4000 Jahren die Menschen um Hammurabi den Kopf zerbrochen und sich am Berg Sinai zu den Zehn Geboten inspirieren lassen. Das ist zeitlos, wird aber von jeder Zeit neu interpretiert.

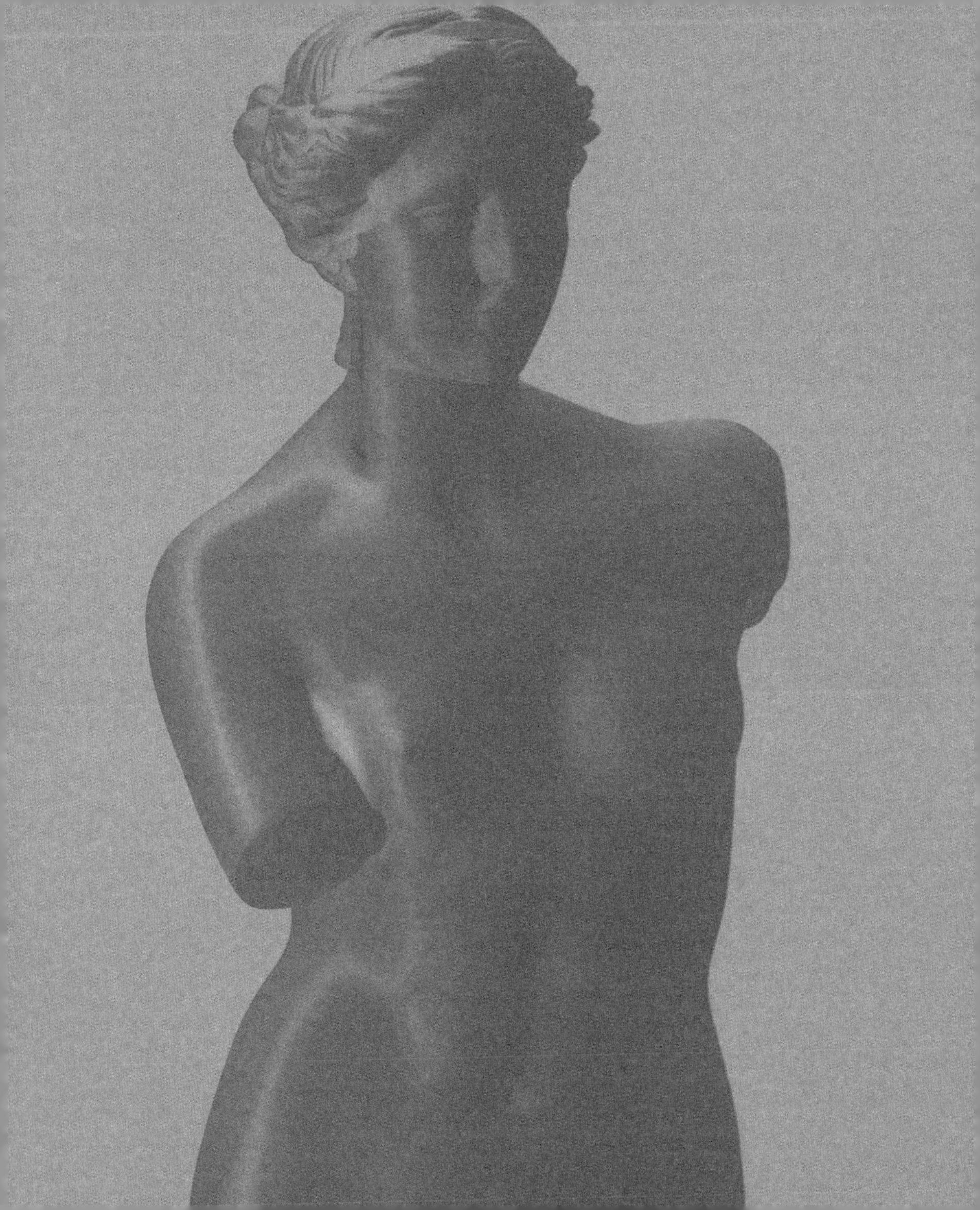

4

Eva wurde wahrscheinlich vor Adam erschaffen

Atmung und Stoffwechsel

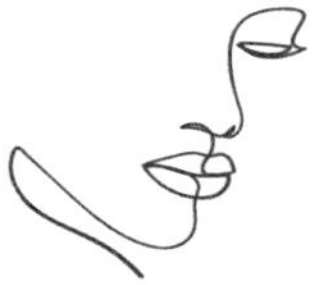

Dass der erste Mensch kein Mann, sondern möglicherweise eine Frau war, widerspricht dem tradierten Wissen, das wir aus Mythen herausdestillierten. Nun sind aber auch die heiligen Schriften der Juden und Christen keine biologischen Lehrbücher. Sie wollen sinnstiftende Botschaften verkünden, nicht aber physiologische Details. Sie sind keine Physikbücher, kein Anatomieatlas und auch kein gynäkologisches Lehrbuch, insofern dürfen ihnen naturwissenschaftliche Missverständnisse unterlaufen. Ein großes war zweifellos das, dass nicht Adam der erste Mensch war, sondern vielleicht Eva.

Die Genesis erzählt es im ersten Kapitel: »Demnach formte Gott Adam aus Erde und hauchte ihm den Lebensatem ein. Anschließend gab Adam zwar den Tieren Namen, fand aber kein partnerschaftliches Gegenüber. Daraufhin ließ Gott Adam in einen tiefen Schlaf fallen, entnahm ihm eine Rippe (wörtlich: «Seite») und schuf aus dieser seine Gegenseite – sein Gegenüber – Eva.« Soweit die Beschreibung der Bibel. Folgen wir aber dem Weg, den die Paläontologie und viele andere Disziplinen, die ihr zugearbeitet haben, zutage gebracht haben.

Die moderne Forschung dreht nämlich die Geschichte um: Es war Eva – sie gab den großen Sprung von den Primaten zum Menschen weiter – nämlich in den Mitochondrien, die aber ausschließlich von der Mutter an die nächste Generation weitergegeben werden.

Um das zu erklären, muss man erneut einen großen Bogen machen. Der Kreislauf des Lebens kreist um zwei biologische Obelisken, nämlich die Chloroplasten mit der Photosynthese sowie die Mitochondrien mit Stoffwechsel und Atmung. Und bereits in diesen beiden Zentralgestirnen der Genesis gibt Eva den Ton an.

Leben ist Elektronenfluss

Als auf unserem Planeten Leben entstand, war schon eine Voraussetzung geschaffen, die dies ermöglichte, nämlich der Elektronenfluss. Leben ist Elektronenfluss. Oft stellen Medizinstudenten im Seziersaal die Frage, was die tote Hand von der gesunden unterscheidet: Es ist die Lebensenergie, die aus diesem Elektronenfluss kommt. Stoffe des Periodensystems, eine entsprechende Temperatur und das Lösungsmittel Wasser machten es möglich, dass von einem Element Elektronen zum anderen fließen. Die Kraft, die dabei erzeugt wurde, war der Startschuss für das Leben.

Am Anfang war die Energie, zuerst im Kleinen, dann im Großen, und so ist es bis heute geblieben.

Seit jenem allerersten Elektronenfluss hat die Evolution nur eines im Sinn: die Erhaltung dieses Elektronenflusses, dieser Energie. Es ist das die Gewährleistung des Lebens und ihrer vielen Geschöpfe, um sie zu erhalten und vor allem ihr Fortkommen bzw. ihre Weiterentwicklung zu garantieren. Mutter Natur ließ sich dafür unzählige Tricks einfallen, darunter die Suche nach Elementen, die imstande sind, Elektronen zu transportieren, wie beispielsweise Eisen, die Konversion von Licht in elektrische Energie oder die der Photonenkraft in Elektronen. Meist geschah dies zum Vorteil der Lebewesen, aber mitunter ging es haarscharf an einer finalen Auslöschung alles Lebendigen vorbei – so geschehen vor rund zweieinhalb Milliarden Jahren. Die Erde war damals halb so alt wie heute, als die »Sauerstoffkatastrophe« über den Planeten hereinbrach. Dies ist nicht zu vergleichen mit allen Klimakatastrophen, welche die Erde bis heute durchmachte. Kleinlebewesen bildeten Sauerstoff, ein freies Radikal, das das gesamte damalige Leben zu zerstören begann.[81] Buchstäblich in letzter Minute gingen zwei Zellen eine Koalition ein und konnten damit die Katastrophe abwenden.

Die Vorläufer unserer heutigen Zellen taten sich damals mit aeroben Bakterien zusammen, wahrscheinlich aus der Gruppe der Alpha-Proteobakterien und der Gattung Rickettsia, und bildeten eine Entsorgungsmaschinerie gegen den toxischen Sauerstoff. Die Mitochondrien entstanden. Sie waren nicht nur die Lebensretter, sondern starteten die Evolution neu, und zwar im Turboverfahren. Dass der Radikalräuber Sauerstoff anderen Lebewesen Elektronen stahl, ließ sich nicht verhindern, aber die Übergabe der gestohlenen Elektronen an den Räuber Sauerstoff konnte genützt und die bei diesem Raubüberfall freigesetzte Energie für Aufbauarbeit sowie Leistungen verwendet werden.

Ähnlich wie später mit dem Mammäozän entstand damals ein neuer Zeitabschnitt auf unserem Planeten. Die Sauerstofferde mit ihrer Atmosphäre, die Atmung, der Herzschlag, der Stoffwechsel und die energetisch aufwendige Höherentwicklung der Arten waren im Schnellverfahren entstanden, ausschließlich durch die Erschaffung der Mitochondrien. Diese Kleinstkraftwerke der Zelle verfügen über eine Besonderheit: Sie werden nicht vom Mann, sondern im Copyright von Eva vererbt und an Kinder sowie Kindeskinder weitergegeben.

Der Lebensatem – wie alles begann

Da in den Mitochondrien der Lebensfluss – die Energie – geschaffen und weitergegeben wird und dies wiederum einzig durch die Mutter an alle weiteren Generationen gewährleistet war, kommt dem Weiblichen eine zentrale Bedeutung zu.

Wenn wir arbeiten, laufen und körperlich angestrengt sind, so schöpfen wir die dafür notwendige Energie aus der Nahrung. Unbemerkt bleibt uns jedoch meist, dass wir das eigentlich der Sonne verdanken. Denn sie ist es, die uns auch heute noch die vielfältigsten Leistungen und Muskelarbeit ermöglicht. Und auch in dieses biologische Mysterium ist das Weibliche involviert und privilegiert.

Als man vor Jahrtausenden in Mesopotamien, an den Flüssen Babels und im Vorderen Orient nachts beisammensaß und überlegte, wie alles im Universum begonnen hatte, glaubte man, die schöpferische Kraft im Licht zu erblicken. Nach der Genesis war auch dieses berühmte »Es werde Licht« die erste Sentenz, die der Weltenbaumeister sprach – ein Wortlaut mit fast mythischem Hintergrund.

Und es war das Licht, das elektrische Energie herbeizauberte, Photonenkräfte wurden zu Elektronen – der Elektronenfluss des Lebens konnte beginnen. Tatsächlich verdanken wir den Photonen alles Weitere, was sich in der Arena des Lebens zu ereignen begann.

Auch die Elemente des Periodensystems betraten nach der Ordnung einer Evolution die Bühne der materiellen Welt. Am Anfang war der Wasserstoff, aus ihm entwickelten sich andere Elemente weiter, darunter Beryllium, Kohlenstoff, Schwefel und Sauerstoff.

Diesen leblosen Elementen konnten in fast kryptischer Weise die Photonen der Sonne einen Atem einhauchen. Lichtenergie verwandelte sich damit in biochemische Energie um und schuf das Substrat für all das, was wir später als Leben bezeichnen sollten.

In scheinbar alchemistischer Form hat somit die Sonne Leben erschaffen – die Photosynthese entstand und war so erfolgreich, dass eines Tages zu viel Sauerstoff gebildet wurde, der dann alles wieder bedrohte. Um Photonen in Energie umzuwandeln, schuf der Weltenbaumeister zunächst die Chloroplasten. Der dabei entstandene toxische Sauerstoff musste zur Hervorbringung biologischer Leistungen umgepolt werden. Dazu erschienen die Mitochondrien in der Arena des Lebendigen und retteten es.

Die ersten Kraftwerke waren also Chloroplasten. In ihnen werden energiereiche Biomoleküle aus energieärmeren Stoffen mithilfe von Lichtenergie erzeugt. Dort begann eigentlich Leben und dort hat bereits Mutter Natur das Weibliche bevorzugt: Die Chloroplasten weiblicher Pflanzen können sich besser anpassen, sind adaptionsfähiger und damit überlebenstüchtiger. Männliche Pflanzen sind dazu viel weniger begabt, sie müssen die chloroplastischen Zellkraftwerke so nehmen, wie sie diese von den weiblichen Spezies angeboten bekommen. Hier sieht man es deutlich: Schon im Pflanzenreich wird Eva bevorzugt. Dieses Beispiel machte Schule und hat sich auf lange Sicht bewährt.

Die zweiten Kraftwerke waren dann Mitochondrien – diese werden ausschließlich von der Mutter an die Kinder weitergegeben. Damit kann die materiell gebundene Energie der Biomoleküle wieder in ungebundene, verfügbare Energie rückgewandelt werden, aber nicht mehr in Sonnenphotonen, sondern in Stärke, Kraft und Bewegung. Das ist die Schlüsselerklärung, warum wir wandern, Sport betreiben und Muskeln kontrahieren können – und das ereignet sich in den Mitochondrien, die ausschließlich von Eva vererbt werden.

Dabei wird jene Energie freigesetzt, die die Sonne vorher einigen wenigen Elementen schenkte und die sich dann in Kohlenhydraten, Fettsäuren und Proteinen materialisierte – den Bausteinen unseres Lebens, die ihre Energie wieder abgeben können und so Leben möglich machen. Es ist eine Pendelbewegung: Die Lichtenergie erschafft Biomoleküle, aus denen wir wieder Lebenskraft schöpfen.

Da es zum Grundprinzip des Lebens gehört, darf es nochmals wiederholt werden: Die Materialisierung der Lichtenergie in Stofflichkeit wird Photosynthese genannt. Die Photonen der Sonne bilden mit Sauer-, Kohlen- und Wasserstoff energetische Strukturen des Lebens. In ihnen ruht die Energie der Sonne, die dann für all das, was wir Leben nennen, wieder freigesetzt wird, wenn sich in den Mitochondrien Elektronen mit dem Sauerstoff verbinden und Energie mit Wasser entsteht. Dieser Prozess wird Atmung genannt.

Mitochondrien werden nur von Eva weitergegeben

Atmung und Stoffwechsel stellen bei höheren Lebewesen die ultimative Grundlage allen Lebens dar. Es ist auch hier mit dem »Odem« vergleichbar, von dem schon die ältesten Bücher des Judentums sprechen. Eigentlich müsste dieser »Odem« zunächst Eva eingehaucht worden sein, denn »Odem« sitzt, um es allegorisch zu formulieren, in den Mitochondrien, deren Copyright des Weitergebens ausschließlich beim weiblichen Geschlecht ruht.

Der Umstand, dass für Schwangerschaft, Geburt, Stillen und Kindesaufzucht mehr Energie notwendig ist als bei vielem, was Männer so machen, hat Mutter Natur bewogen, die Energieverwertung der Nahrung im weiblichen Körper effektiver zu konzipieren als im männlichen.

Eva verfügt aber nicht nur über mehr Gene, sie erhielt auch ein besonderes Privileg, die ihre Langlebigkeit miterklärt. Die Kraftwerke unserer Zellen, die Mitochondrien werden im Unterschied zu den Genen des Zellkerns nur von den Müttern weitervererbt, die Mitochondrien in den männlichen Spermien müssen vor der Befruchtung eliminiert werden. Sie werden von der Eizelle aufgelöst und damit nicht weitergegeben. Dies ist ein einmaliger Vorgang in der Natur und eigentlich recht egoistisch. Aber er hat der Wissenschaft sehr geholfen: Man konnte letztendlich so rückverfolgen, wann und wo der Homo sapiens entstand. Vor circa zwei Millionen Jahren tauchte die derzeitige mitochondrale DNA erstmalig in Ostafrika auf, ein Hinweis, dass sich dort die Erschaffung Evas und der Menschen abspielte.[82]

Die Mitochondrien unserer Zellen stammen ausschließlich von der Mutter. Das befruchtete Spermium steuert dabei nichts bei, der Mitochondrien-Pool kommt aus der Eizelle und wird von einer Befruchtung zur anderen ausnahmslos über die Eizellen weitervererbt.

Das trägt für Männer einen Nachteil in sich, der als »Fluch der Mutter« in die Literatur einging,[83] denn Veränderungen in der mitochondralen DNA können oft lebensbedrohend sein für die Frau, aber auch für den Mann. Allerdings registriert der weibliche Körper dies in den Eizellen und unterbindet die Fortpflanzung, sollte das Erbgut der Mitochondrien tatsächlich einen Schaden aufweisen, der mit dem weiblichen Leben nicht vereinbar ist. So wird frühzeitig mit einem »eingebauten Scanner« der Natur erkannt, ob eine Schwangerschaft weiter bestehen soll oder nicht.

Nicht so bei Männern. Sie tragen mitunter auch fehlerhafte Veränderungen im geschenkten mitochondralen Erbgut, die Frauen keinen Nachteil bereiten würden, Männern aber sehr wohl. Männer sind nicht in der Lage, die von der mütterlichen Eizelle stammenden Mitochondrien zu reparieren oder noch schnell auszutauschen. Sie übernehmen es einfach von der Mutter. Schadstellen kann der Mann durch den rein weiblichen Vererbungsgang nicht aussortieren.[84] Deswegen sind Mitochondrien der Männer anfälliger für Schwächen, ein weiterer Grund dafür, warum Männer schneller altern. Der Mensch altert auch durch seine Mitochondrien.

Für die klinische Medizin hat das eine nicht zu unterschätzende Bedeutung, denn es gibt tatsächlich Erbkrankheiten, die ausschließlich über Mitochondrien weitergegeben werden; die reproduktive Medizin versucht derzeit, im Rahmen der In-vitro-Fertilisation, die erkrankten Mitochondrien mikromanipulatorisch auszutauschen.

Die Qualitätskontrolle der Evolution, bekannt als natürliche Selektion, prüft damit die Qualität des mitochondralen Genoms nur bei Müttern. Eine Mutation, die die Väter schädigt, aber keine Wirkung bei den Müttern hat, wird unerkannt durch die Maschen der natürlichen Selektion fallen, sagt Damian Dowling, der das intensiv erforschte.

Mitochondrien teilen sich leicht, lediglich durch Knospung. Wie oft sie das tun, hängt vom Energiebedarf der Zelle ab. Muskeln und Nervenzellen, die hohe Leistungen erbringen müssen, können mehrere Hundert Mitochondrien besitzen. Diese werden sehr beansprucht, was vielleicht auch der Grund ist, warum der Muskel rascher zu altern beginnt, man nennt es Sarkopenie.

Weibliche Geschlechtshormone besitzen die Fähigkeit, die Knospungsrate der Mitochondrien anzuregen und damit der Zelle vermehrt Energiereservoirs zur Verfügung zu stellen. Ein weiterer Hinweis, warum Frauen fitter leben als Männer. Sie besitzen einfach mehr Kraftwerkpotenziale für die Zelle.

Ganz so schlecht weiß sich die männliche Zelle aber zum Glück doch nicht zu schützen, denn sie kann vom Zellkern eine direkte Verbindung mit der DNA der Mitochondrien aufbauen, um manche Defekte, denen die männliche Zelle durch die mütterliche Vererbung schicksalhaft ausgeliefert wäre, doch noch zu korrigieren. Allerdings bleiben die Erfolge dieser Reparaturarbeit begrenzt.

Warum war Eva für die menschliche Evolution wichtiger?

Die Antwort auf diese Frage klingt einfach: Weil sich der cerebrale und intellektuelle Sprung zum Menschen in den Mitochondrien, die nur von der Mutter weitergegeben werden, ereignete – dieser war der notwendige Schritt zu einer höheren Seinsweise. Soweit wir es heute wissen, konnte das nur von den weiblichen Mitochondrien weitergegeben worden sein. Den aktuellen Wissensstand fasst Joachim Müller-Jung in einem Artikel für die »FAZ« zusammen:

»Die Paläontologen haben es gut belegt: Die Gehirne der Primaten haben vor einigen Millionen Jahren begonnen, sich auseinanderzuentwickeln. Vor allem das Größenwachstum – das augenfälligste, äußerlich sofort zu erkennende Unterscheidungsmerkmal in der Abstammungslinie hin zum modernen Menschen – zeigt bemerkenswerte Entwicklungen. Unser Gehirn ist mit seinen 1,3 bis 1,5 Liter Volumen dreimal so groß wie das der nächsten Verwandten, Schimpansen und Bonobos.

Aber es ist keineswegs größer als das des Neandertalers, der vor Hunderttausenden Jahren ausgestorben ist. Größe allein ist nicht entscheidend. Auch die Zahl der Falten und Furchen ist es nicht.«[85]

Es scheint nur eine kleine Schraube gewesen zu sein, die dafür die Evolution ändern musste – diese Schraube hat man in den Mitochondrien gefunden, die dann, wie oben bereits beschrieben, immer nur von den Müttern weitergegeben wurden, auch an Adam.

Wieland Huttner, ein Pionier auf diesem Gebiet der Forschung, beheimatet am Max-Planck-Institut für molekulare Zellbiologie und Genetik in Dresden, hat sich die Gehirne von mehr als 100 Säugetierarten angesehen. Und er fand: Der Unterschied zwischen menschlichem und tierischem Gehirn scheint nicht in der Größe oder in der Faltung zu liegen. Auch nicht in den Genen, denn der genetische Unterschied zwischen unseren Vorfahren und uns heute ist eher gering.

Vielleicht gab es in der Evolution tatsächlich so etwas wie explosionsartige Momente, in denen etwas völlig Neues vorbereitet wird. Die Entstehung des Mutterkuchens, der Plazenta, scheint ein derartiger Augenblick gewesen zu sein. Die zelluläre Kraft und Dynamik, die man sonst nur bei sich nicht beruhigenden Krebszellen kennt, hat sich die Evolution kurzfristig ausgeborgt, um den Mutterkuchen und uns Säugetiere entstehen zu lassen.

Wahrscheinlich war es bei der Entwicklung des Großhirns ähnlich – ein an ein Krebsgeschwür erinnernder Wachstumsschub, der neue Neuronen in hoher Zahl wachsen ließ. Der »weise Mensch«, der Homo sapiens war geboren.

Tatsächlich haben Menschenaffen, aber auch die Neandertaler weniger Nervenzellen in jenem Teil des Gehirns, der der jüngste ist im Neocortex, wo auch die Intelligenz angesiedelt ist. Über 16 Milliarden Zellen verfügen wir dort – mit hoher Wahrscheinlichkeit entstanden durch eine kurzzeitige krebsartige Eruption wie beim Schöpfungsakt der Plazenta. Nur drei Millimeter beträgt die Dicke dieser grauen Zellen, die sich über die weiße Gehirnmasse aufgebaut hat, bestehend aus völlig unterschiedlichen Zelltypen, förmlich eine Multikulti-Situation an Nerven: Astrozyten, Oligodendrozyten, weit verzweigte Pyramidenzellen und Dopamin bildende Neuronen. Diese Häufung an Zellen lässt vermuten, dass Wahrnehmung, Emotionen und Kalkulationen einen biologischen Turboantrieb bekamen.

Aktiviert wird dabei ein Stoffwechselweg, der Biochemikern gut vertraut ist: Sie kennen ihn auch aus Tumorzellen. »Es sieht so aus, als trage ARHGAP11B zur

Vergrößerung des Gehirns bei, indem es die Stammzellen für einen begrenzten Zeitraum in einen krebsartigen Zustand versetzt«, erklärt Huttner.[86] Mit anderen Worten: Homo sapiens verdankt seine Sonderstellung als »Krone der Schöpfung« einer im Kopf kurz wuchernden Krebsgeschwulst, und diese wurde von Eva weitergegeben.

Der biologische Tsunami, der glücklicherweise nicht zum Krebs, wohl aber zum Homo sapiens führte, spielte sich in den Mitochondrien ab, die ausschließlich von Eva verwaltet werden, und einem Protein mit unaussprechlichem Namen, codiert ARHGAP11B – es steht für »a Rho GTPase Activating Protein«, das über Millionen Jahre in den Mitochondrien der Tiere schlummerte, bis eine kleine Veränderung die biologische Revolution auslöste.

Das Protein bewirkt eine verzögerte Öffnung der mitochondrialen Permeabilitäts-Übergangspore, wodurch eine stärkere Bindung von Calcium ermöglicht wird. Calcium ist der große Player unserer Zellen – völlig bescheiden und unspektakulär. Er steht hinter jedem unserer Denkakte. »Am Anfang war das Calcium«, sagen manche Evolutionsbiologen. Wird der Calciumhaushalt verändert, kann sich Großes ankündigen, sagen so manch andere.

Darüber hinaus fördert die Anwesenheit von ARHGAP11B in den Mitochondrien die Glutaminolyse, eine Chiffre für mehr Energie. Besonders optimiert wurden dabei die Oxoglutarat-Dehydrogenase-Enzymkomplexe. Damit hatte das Gehirn plötzlich mehr Kraft zur Verfügung.[87] Neue Stammzellen wurden angeregt, der Neocortex begann sich zu verdicken und … wir begannen allmählich zu denken.

Menschliche Hirnzellen benötigen für ihre Reifung länger

Ein wichtiges Detail interessiert den Geburtshelfer besonders: die Hirnentwicklung des Menschen. Verläuft sie doch sehr langsam, denn die »gutartige« Wucherung benötigt mehr Zeit. Deshalb dauert auch eine Schwangerschaft bei Schimpansen, denen besagte Mutation fehlt, 237 Tage, die des Menschen immerhin 280 Tage. Das Heranwachsen von mehr Hirnzellen benötigt mehr Zeit – und trotzdem kommen menschliche Babys sehr unreif zur Welt.

Das ARHGAP11B gab es schon lange im Tierreich – so als hätte es gewartet, bis der Startschuss für die Menschwerdung gegeben wurde. Dieser ereignete sich, als an Position 661 des Gens ARHGAP11B ein Cytosin durch ein Guanin ersetzt wurde. Das geschah möglicherweise durch evolutionäre Kräfte, die wir nicht kennen, oder auch durch einen Kopierirrtum. Wie auch immer: Hätte es diesen kleinen Tippfehler nicht gegeben, der Mensch wäre wohl Affe geblieben und hätte seine Nervenzellen im Cortex nicht verdreifacht.

Diese neuen Erforschungsergebnisse regten zu weiteren Experimenten an. Baut man die menschliche Genvariante ins Erbgut von Mäusen ein, vergrößert sich ebenfalls deren Hirnrinde und kann sich plötzlich sogar falten. Was das zu bedeuten hat, lassen wir hier offen …

Noch ein Hinweis zum Nachdenken: Ein großer Zukunftsforscher meinte, Katastrophen, die man erwartet, treten selten ein – eher sind es solche, an die man nicht gedacht hätte.[88] Was wäre, wenn man diese Mutante einem Gorillaembryo einpflanzt – vonseiten der reproduktionsmedizinischen Technik wäre das durchführbar – oder einfach die Aktivität jenes Gens, das den Menschen zum Menschen macht, anregt? Auch das wäre noch möglich.

Mit Minihirnen wird ja im Labor schon fleißig geforscht. Barbara Treutlein und ihre Kollegen am Max-Planck-Institut für evolutionäre Anthropologie in Leipzig arbeiten wie inzwischen viele Neurobiologen mit »Minihirnen« an sogenannten Organoiden,[89] die in der Petrischale erzeugt werden und eine vergleichende Forschung zwischen Schimpansen, Makaken und Menschen zulassen.

Das Gehirn des Menschen imitieren – ob es ethisch gerechtfertigt ist, dies anzudenken, bleibt offen. Versucht jedoch wird es – nicht nur über die synthetische Biologie, sondern auch über die Imitation von Stoffwechselwegen, die für den Sprung vom Primaten zum Menschen verantwortlich sein könnten. Wo wird das enden?

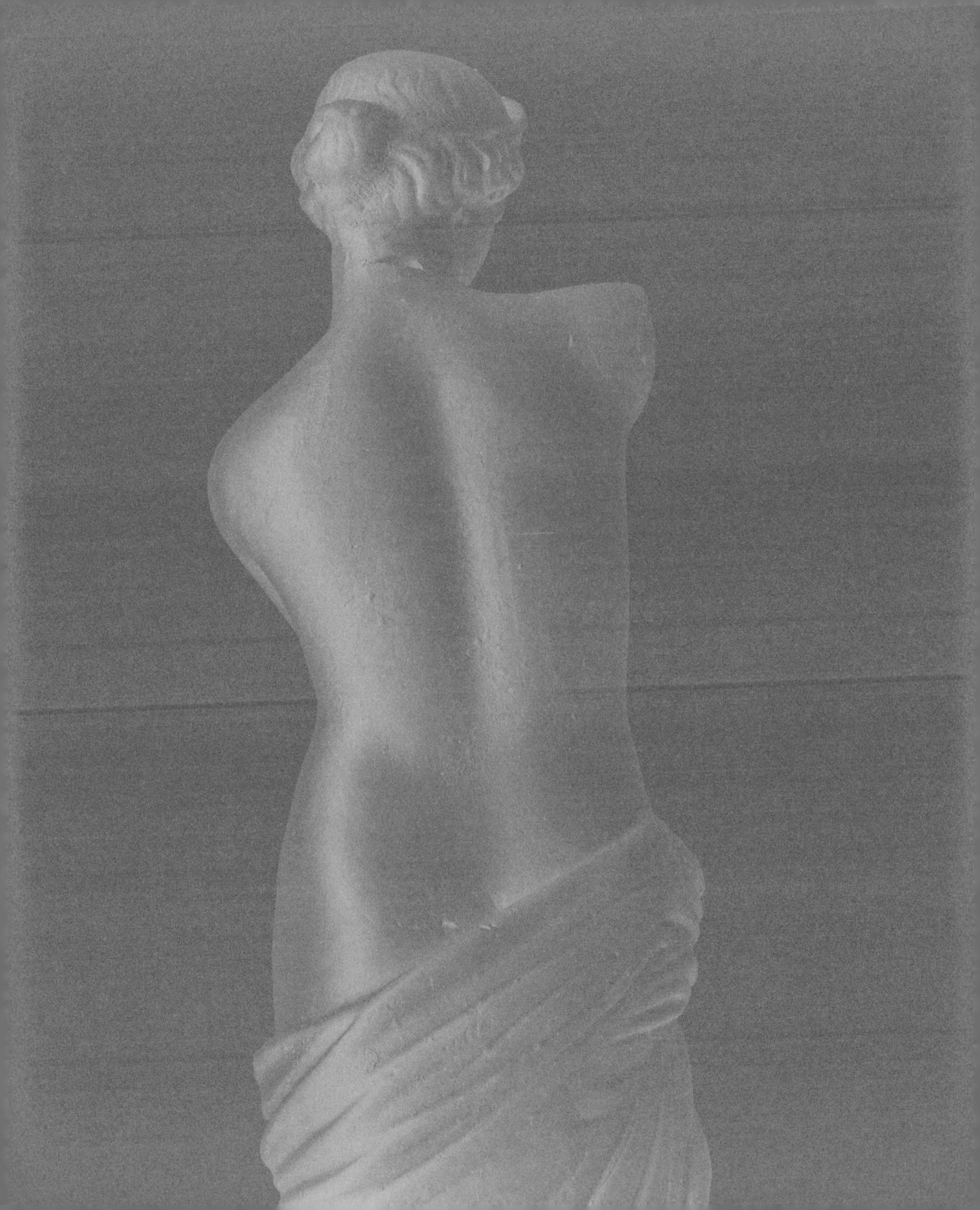

5

Frauenherzen schlagen für zwei

Herz und Kreislauf

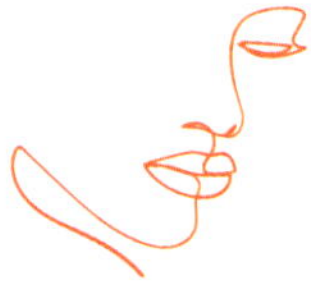

Aufregungen und Zorn schaden dem männlichen Herzen mehr als dem weiblichen. Wenn ein Herz für zwei Menschen arbeiten kann, dann muss es privilegiert sein. Und so war und ist es bei Eva – unzählige molekulare Erfindungen hat sich Mutter Natur dafür einfallen lassen und indirekt sogar auf einen Verwandten des Nitroglycerins zurückgegriffen.

Dem weiblichen Herzen werden damit Großleistungen ermöglicht, es wird vor Verkalkung und Infarkten geschützt und steckt auch die Bosheiten dieser Welt besser weg. Das Leid kann ihr Herz nicht so leicht brechen – damit wird es auch in dieser Hinsicht zum stärkeren Geschlecht.

Denn ein auch in der Gebärmutter gebildeter gasförmiger Stoff lässt Frauen die oft unbarmherzige Hackordnung in der Gesellschaft besser ertragen.

Es war ausgerechnet ein US-amerikanisches gynäkologisches Journal, das anhand der Cynomolgus-Affen eine Beobachtung berichtete. Bei Belastung, im Schmerz und im Stress verkrampfen sich auch bei unseren haarigen Vorfahren die Blutgefäße des Herzens, Verkalkung versteift die Wände, und dem Herzinfarkt wird so der Weg bereitet. Ähnliches scheint auch beim Menschen abzulaufen, wobei der Unterschied zwischen Mann und Frau den weiblichen Körper enorm privilegiert.[90]

Im Detail ist es nicht so kompliziert, wie es scheint. Wirkt im Stress Acetylcholin – ein nervales Hormon – auf die Blutgefäße, so verkrampft es diese im ersten Moment – eine mikrovaskuläre Dysfunktion entsteht. Allerdings, und das ist das ausgleichende Moment, sorgt es ferner dafür, dass die Innenauskleidung der Blutgefäße jenes Gas freisetzt, das auch die Gebärmuttermuskulatur entspannt und beruhigt. Dieser Mechanismus wirkt auch an den Herzkranzgefäßen.

Ist Östrogen in der Nähe, so verschiebt sich das Gleichgewicht zwischen Gefäßverkrampfung und -erweiterung zu Letzterem. Frauen ertragen »Stress« besser und verkrampfen Gefäße am Herzen offensichtlich viel weniger als Männer. Allerdings ruht dahinter auch ein ausgeklügeltes System mit Hunderten von ineinander verzahnten Mechanismen, das die Evolution für den Körper der Frau über Jahrmillionen zusammengebastelt hat.

Wie das Omega-Männchen leidet

Aber zurück in das Tierreich. Wird ein männliches Tier bedroht und beginnt tatsächlich einen Überlebenskampf, so ziehen sich kurzfristig die Blutgefäße des Herzens zusammen. Als Gegenreaktion versuchen auch die Vertreter der männlichen Gattung, diese Verkrampfung zu lösen. Stickmonoxid ist zur Stelle, wenn auch nicht in dem gleichen Ausmaß wie in der weiblichen Population. Bei den Männchen scheint nicht Östrogen, sondern mehr die soziale Rangordnung darüber zu entscheiden, wie viel Stickmonoxid der Verkrampfung entgegenwirkt. Alpha-Männchen sind von der Natur aus offensichtlich weniger gefährdet als Omega-Männchen, was einen reproduktionsmedizinisch-evolutionären Grund hat – »survival of the fittest«.

Dass es Alpha- und Omega-Tiere gibt, sieht man mitunter schon im Hühnerstall. Solch ein Gehabe hat sich im Rahmen der Evolution bei vielen Populationen durchgesetzt: Das Alpha-Männchen hat freien Zugang zum anderen Geschlecht, vor allem auch zur Nahrung, das Omega-Männchen hingegen muss sich mit dem Übriggebliebenen begnügen. Durch das ständige »Verlieren« auf vielen Gebieten leidet auch seine gute Herzkranzgefäßdurchblutung, was der Lebensdauer nicht förderlich ist. Das angesprochene amerikanische Journal hat diese Beobachtung deswegen beschrieben, weil es offensichtlich auch beim Menschen so etwas gibt wie Alpha- und Omega-Weibchen, wobei es schwer zu erläutern ist, worin hier der Unterschied zwischen beiden besteht. Faktum ist allerdings, dass das Omega-Weibchen völlig anders reagiert als das Omega-Männchen: Im Stress, bei Beleidigung und unter Belastung hat es ebenfalls ausreichend Stickmonoxid zur Verfügung, das die krankhaften Gefäßveränderungen verhindert.

Vielleicht nicht so sehr die Seele – aber das weibliche Herz besitzt einen Panzer gegen Bösartigkeiten.

Die Erklärung dafür liegt in jenem Gas, das die Frau aufgrund des schützenden Östrogens in höherem Ausmaß verwaltet – Stickmonoxid. Während es den Omega-Männchen fehlt, scheint es das Omega-Weibchen in größerem Ausmaß zu besitzen und schützt damit auch in schwierigsten Situationen die Herzkranzgefäße.[91]

Das Prinzip »survival of the fittest« ist im weiblichen Geschlecht aufgehoben, für die Evolution ist das Omega-Weibchen genauso wichtig wie das Alpha-Weibchen. Damit geht Frauen die Hackordnung des Lebens nicht so sehr ans Herz wie den Männern, und dies ist unter anderem auch der Gebärmutter zu danken, für die Mutter Natur einen enorm ausgetüftelten Mechanismus erfunden hat, der nicht nur dem Uterus, sondern allen Muskeln des weiblichen Körpers zugutekommt, vor allem aber jenen, die die Blutgefäße auskleiden und darüber entscheiden, ob sich Gefäße im Stress zusammenziehen (was ungünstig ist) oder ob sie weit offen bleiben.

Warum Frauen vor Herzinfarkt geschützter sind

Die Sprengkraft von Nitroglycerin hat die Welt verändert. Dass ein chemischer Verwandter des Dynamits auch der große Schutzfaktor unserer Arterien ist, weiß man seit Längerem; dass seine Herstellung aber die Eierstöcke mitsteuern, ist noch nicht so lange bekannt. Ein Grund dafür, warum Herzinfarkte bei Frauen vor der Lebensmitte eine extreme Seltenheit sind. Um das möglich zu machen, hat die Evolution begonnen, mit Gasen zu experimentieren, die Hormonwirkungen haben – den »Gasotransmittern«. Und sie tat dies auch mit einem besonderen Auge auf Eva, weil sie damit die Gebärmutter während der Schwangerschaft entspannt und ruhigstellt, was den männlichen Artgenossen verständlicherweise fehlt.

Es war übrigens ein Arzt, der die Sprengkraft des Nitroglycerins entdeckte. Ascanio Sobrero stellte es 1847 erstmals her, erkannte aber zunächst nicht seine medizinische Bedeutung, wohl aber dessen Gefährlichkeit.

1867 gelang es Alfred Nobel, aus einer Mischung von Kieselgrund und Nitroglycerin Dynamit herzustellen, mit der die technische Revolution im Bauwesen begann. Als damit selbst in dem harten Gestein der Schweizer Alpen der Gotthardtunnel erfolgreich gebaut werden konnte, hätte Nobel noch nicht daran gedacht, dass die gleiche Substanz ihm später bei seinen Herzbeschwerden würde helfen können, seine eigenen Blutgefäße zu erweitern, und die Natur dies eigentlich schon in der Gebärmutter lange erprobt hatte. Gegen Ende seines Lebens litt Alfred Nobel an starken Durchblutungsstörungen am Herzen. Kurz vor seinem Tod vertraute er dem Tagebuch an, dass es für ihn eine Paradoxie des Schicksals sei, wenn die Ärzte eine chemische Verbindung verschreiben, die er selbst ein Leben lang beforschte, nämlich die genannten Nitroverbindungen.

Tatsächlich enthält das Nitropräparat ein kleines Molekül, das sich nur aus zwei Atomen zusammensetzt, Stickstoff und Sauerstoff. Dieses Nitroxid (NO) bewirkt im Herz-Kreislauf-System Wundersames. Es erweitert die Blutgefäße und verbessert damit Zirkulation und Blutversorgung. Deswegen werden Nitropräparate seit Jahrzehnten bei Herzerkrankungen mit großem Erfolg eingesetzt. Ja, selbst Erektionsschwächen, die ältere Männer oft sehr belasten, können mit dem gleichen Mechanismus optimiert werden. 1993 wählte »Science«, das Organ der amerikanischen Akademie der Wissenschaften, jene chemische Verbindung übrigens zum »Molekül des Jahres«.

Den großen Auftritt bereitete Mutter Natur allerdings in den Gebärmüttern vor. Im aktiven Zustand während der Schwangerschaft gehört der Uterus eigentlich zum größten Muskel des Menschen, der am Ende der Schwangerschaft bis zum Rippenbogen emporreicht. Die Kraft, die dieser Muskel ausüben kann, ist gewaltig, immerhin presst er ein Kind, das oft mehr als drei Kilogramm wiegt, durch den engen Muttermund und Beckenboden aus dem Körper der Frau heraus. Dass hier enorme Energiemengen notwendig sind, versteht sich.

Ist eine Frau schwanger, kann man förmlich zusehen, wie Monat für Monat ihr Bauch größer wird. Die Gebärmutter mit ihrem Inhalt wächst von der Größe einer Birne bis auf mehr als einen halben Meter heran. Ein Wunderwerk der Natur. Allerdings muss dieser große Muskel ruhig bleiben und der Blutfluss völlig neu adjustiert werden, denn jenes groß gewordene Organ benötigt hohe Mengen an Sauerstoff. Nährstoffe sollen antransportiert und Abfallprodukte eliminiert werden. Die Blutgefäße des an sich kleinen uterinen Organs müssen total umgebaut werden. Dafür sorgt das Stickmonoxid, das auch im Nitroglycerin enthalten ist.

Symbolisch handelt es sich hier auch um etwas Ähnliches wie eine biochemische Explosion. Ein kleines Organ wird zum größten im weiblichen Körper und bekommt dafür alle Nährstoffe und ausreichend Blut geliefert. Es ist eine Wachstumsexplosion ohne Detonation – ganz im Gegenteil: Sie läuft in Ruhe und ohne Kontraktionen ab.

Obwohl das Stickmonoxid zu einer explosiven biochemischen Familie gehört, kann es auch höchst beruhigend wirken,[92] denn dieser große Muskel, die Gebärmutter, muss während der Schwangerschaft still bleiben, bis das Kind die Zeichen zur Wehentätigkeit gibt.

Zieht sich die Gebärmutter früher zusammen, führt dies unter Umständen zu Aborten oder Frühgeburten – ein für die Schwangerschaft höchst gefährlicher Augenblick. Das Stickmonoxid erweitert nicht nur die Blutgefäße und ermöglicht eine ausreichende Versorgung der Gebärmutter, der Plazenta und des im Uterus befindlichen Kindes. Darüber hinaus stellt es diesen Riesenmuskel ruhig, behält ihn in Warteposition, bis die Wehen beginnen dürfen. Diese Erkenntnisse waren derart revolutionär, dass das Publikationsorgan der amerikanischen Wissenschaft »Science« jenes Molekül in der Coverstory präsentierte. Und dieses segensreiche Kleinmolekül steht unter der Kuratel des Östrogens – Frauen verfügen darüber in höherem Maß als Männer.

Solange man nicht wusste, welche ungeheuren Aufgaben Stickmonoxid im menschlichen Körper erfüllt, war es schlecht beleumundet, ein »verpöntes« Gas, das als Abfallprodukt der Verbrennungsmotoren auch für die Zerstörung der Ozonschicht verantwortlich gemacht wurde. Selbst beim Klimawandel wird es mit beschuldigt. Inzwischen hat die holistische Sichtweise der Medizin ihre Meinung geändert. Nachdem man erkannte, welche Großleistungen es in der Gebärmutter der Frau erbringt, was für die Erhaltung der Art eine unverzichtbare Voraussetzung ist, verstand man zusehends mehr die große Dimension dieses Kleinmoleküls.

Stickmonoxid und Östrogen – eine segensreiche Koalition

Auch hier bewahrheitet sich ein Grundgesetz der Evolution: Hat der Weltenbaumeister einmal eine gute Lösung für ein biologisches System gefunden, so wird diese auch für andere Funktionen herangezogen. Genau so war es auch beim Stickmonoxid. Es stellt die Gebärmutter in der Schwangerschaft ruhig, es verbessert die Durchblutung der Plazenta und sorgt für das Gedeihen des Kindes. Weiters wirkt es auch im Gehirn und ist an der Übertragung von Nervenimpulsen entscheidend beteiligt.

Selbst das Immunsystem bedient sich des Stickmonoxids, denn als freies Radikal kommt ihm »Sprengkraft« im wahrsten Sinne des Wortes zu. So verwenden es unsere Abwehrzellen als Geschosse, wenn sich irgendwo ein Bakterium oder ein Virus schädigend den Organen nähert. Dann laden die Geschütze dieser Abwehrzellen Stickmonoxid auf und brennen damit Löcher in die Zellmembran der Schädlinge. Viren und Bakterien sterben auf diese Weise ab. Derzeit laufen Studien, um das NO sogar gegen Covid-19 einzusetzen.[93]

Die Wirkungsweise bzw. -orte von NO sind vielfältig. Deshalb spricht die Medizin auch von drei Formen, die sich nach der Lokalisation des Stickmonoxids richten: von endothelialem Stickmonoxid (das zum Beispiel die Blutgefäßmuskulatur und die Gebärmuttermuskulatur erweitert), von neuronalem Stickmonoxid, das im Gehirn aktiv ist, sowie von immunologischem Stickmonoxid, das sich auf die Feinde unseres Körpers einschießen kann. Der gefäßerweiternde Effekt, den die Evolution der Gebärmutter in die Wiege gelegt hat, bleibt allerdings nicht nur auf dieses Organ beschränkt, sondern beglückt auch andere Blutgefäße der Frau. Dies erklärt ein bekanntes Phänomen: Herzinfarkte sind bei Frauen vor den Wechseljahren, solange sie noch über ausreichend Östrogen verfügen, eine Seltenheit; so selten, dass man sie gar nicht richtig diagnostiziert, wenn sie mitunter trotzdem auftreten. Auch die Verschreibung von Herz-Kreislauf-Präparaten erfolgt bei Frauen vor der Lebensmitte seltener als bei Männern. Verantwortlich dafür ist die Koalition, die das Stickmonoxid mit dem Östrogen geschlossen hat.

Denn Östrogen regt die Bildung dieses segensreichen Gases im Körper der Frau an. Nicht nur während der Schwangerschaft, um die Gebärmutter ruhigzustellen und gut mit Blut zu versorgen, sondern auch außerhalb einer Gravidität. Solange der weibliche Körper über Östrogene verfügt, ist die Frau diesbezüglich auf der sicheren Seite. Die Evolution konzipierte es genial, es suchte eine Aminosäure, in der die zwei Atome Stickstoff und Sauerstoff enthalten sind, und fand sie im Arginin. Dieses nehmen wir mit der Nahrung auf. Dann ist noch ein spaltendes Enzym notwendig, nämlich die Stickoxid-Synthase. Sie bricht aus dem Arginin Stickmonoxid heraus.

Geleitet und angeregt wird jener Vorgang durch das aus dem Eierstock kommende Östradiol. Das Haupthormon des weiblichen Körpers ist in der Lage, aus Arginin Stickmonoxid herzustellen, das wiederum die Blutgefäße der Frau so verbessert, dass sie in der ersten Lebenshälfte tatsächlich kardiologisch geschützter ist als der Mann.

Die Menopause, der Blutdruck und das trockene Auge

Nähert sich die Frau der Menopause und sinkt das Östrogen ab, so bemerkt sie mitunter, dass der Blutdruck zu steigen beginnt. Man spricht von einer labilen Hypertonie, manchmal ist der Blutdruck normal, bisweilen erhöht. Viele Frauen fragen sich mit Recht, wieso dies passiert, obwohl sie gesund leben und Sport betreiben.

Die Erklärung dafür liegt im Wenigerwerden jenes Östrogens, das das Stickmonoxid erzeugt und damit die Blutgefäße erweitert und auf diese Weise indirekt den Blutdruck senkt.[94] Vergleicht man die Verschreibungsrate von Antihypertensiva – Medikamenten, die den Blutdruck senken –, so sieht man den Effekt der körpereigenen Hormone beeindruckend in der Statistik. Vor Beginn des Wechsels benötigen Frauen weit weniger Antihypertensiva, mit Beginn des Wechsels steigt der Bedarf an und kommt sogar an die Verschreibungsrate bei den Männern heran.

Warum ein erhöhter Augendruck bei Frauen in der zweiten Lebenshälfte ebenfalls häufiger auftritt, war lange Zeit der Medizin nicht bis ins Letzte bekannt. Offensichtlich wirkt der gleiche Mechanismus: Das Stickmonoxid erweitert in diesem Fall kein Blutgefäß, sondern den Schlemm'schen Kanal. Durch ihn kann die Augenflüssigkeit besser abfließen, und der Augendruck sinkt.[95]

Normalerweise ist ein erhöhter Augendruck kein Grund für eine Hormonbehandlung. Im Rahmen von mehreren Studien versuchten wir zu ergründen, warum andere Beschwerden, nämlich das trockene Auge, an dem ebenfalls viele Frauen leiden, vermehrt in der Menopause auftritt. Die Betroffenen sind sehr unglücklich, jeder Lidschlag tut weh, vor allem nach dem Aufwachen, man hat immer wieder den Eindruck, Sand befinde sich im Auge. Nachdem wir davon ausgingen, dass das trockene Auge mit der trockenen Scheide vergleichbar ist, die ebenfalls ein großes Problem in der Menopause darstellt und seit Jahrzehnten durch ein lokal aufgetragenes Östrogen erfolgreich behandelt werden kann, starteten wir eine Studie zur Prüfung, ob durch das gleiche Östrogen, das die Scheidentrockenheit verbessert, auch die Augentrockenheit geheilt werden könnte. Das Östrogen wurde nicht in die Augen, sondern unterhalb in die Augenringe gegeben. Wider Erwarten zeigte sich Überraschendes: Die Trockenheit des Auges war besser.[96] Zufällig litten einige Probandinnen an einem leicht erhöhten Augendruck – er lag höher als 16 mmHg, was den Normbereich markiert. Nach der Applikation des Östrogens verbesserte sich nicht nur die Trockenheit des Auges, auch der Augendruck sank.[97]

Mitunter klagen Frauen im Winter, dass die Finger rot werden und schmerzen. Durch die Kälte wird die Durchblutung vermindert, in schweren Fällen spricht man von einem Raynaud-Syndrom. Auch hier hat die Praxis gezeigt, dass lediglich das lokale Einschmieren der schmerzhaften Fingerenden mit Östrogen am Abend vor dem Einschlafen die Durchblutung deutlich verbessert und damit das Beschwerdebild lindert – ein weiterer Mechanismus, über den das das Stickmonoxid arbeitet.[98]

Das Gas, das auch die bessere Durchblutung der Gebärmutter garantiert, ist letzten Endes jenes Molekül, dessen sich Viagra bedient. Denn der Füllmechanismus der Venen des männlichen Gliedes entscheidet, ob eine Erektion stattfinden kann. Fließt ausreichend Blut in das männliche Genital, so kann die Erektion beginnen. Dafür ist das Stickmonoxid ebenfalls mitverantwortlich, dessen Abbau durch Viagra verhindert wird. Somit bleibt es länger erhalten und wirkt segensreich für viele Männer.

Dass dieser Mechanismus aber letztlich in der Gebärmutter der Frau seinen Ursprung hat, vergessen sie oft tunlichst. Auch die Muskeln der Blase werden durch Stickmonoxid entspannt, damit kann die Reizblasensymptomatik, die ebenfalls viele Frauen beunruhigt, verbessert werden.

Stickmonoxid, der Koalitionspartner des Östrogens, hat es demnach wirklich in sich. Eine Fülle wichtiger Funktionen übernimmt NO, das Steuerungsmolekül dafür liegt in den Eierstöcken der Frau – es ist das 17-Beta-Östradiol, dem die Stickmonoxidase, das spaltende Enzym gehorcht. Natürlich gibt es diesen Mechanismus beim Mann auch, allerdings bei Weitem nicht in diesem Ausmaß. Der weibliche Körper ist auch hier privilegierter. Man soll dies unter holistischer Perspektive sehen: Die Frau ist für die Erhaltung der Art wichtiger als der Mann, deswegen wird ihr Herz-Kreislauf besonders unterstützt und geschützt.

Sport und Östrogen

Gendert man die Besucher eines Parks, die sonntagmorgens dort joggen, so scheint das weibliche Geschlecht in der Überzahl zu sein – als wüsste ihr Körper, dass Sport und Östrogene miteinander befreundet sind.

Natürlich ist im weiblichen Körper Östrogen der Hauptakteur, der das segensreiche Stickmonoxid zu bilden anregt. Allerdings gibt es einen weiteren Mechanismus, der das ebenfalls vermag, nämlich die »Massage« der Innenauskleidung unserer Blutgefäße. Diese erfolgt durch das Vorbeigleiten des Blutes, Tag und Nacht. Die Innenauskleidung der Blutgefäße besteht aus kleinen zellulären Kacheln – Endothelzellen, welche einerseits über die Integrität der Innenseite der Arterien und Venen wachen, andererseits zahlreiche Substanzen produzieren und in die Blutbahn abgeben, darunter auch das Stickmonoxid. Der »shear stress« bewirkt die Freisetzung von NO. Es ist so etwas wie eine ständige Massage der Innenhaut von Arterien, die dann erfolgt, wenn stärker Blut durch sie fließt. Natürlich kann niemand die Innenseite der Blutgefäße massieren. Dies tut das Blut selbst, wenn es durch körperliche Anstrengung, durch sportliche Tätigkeiten schneller fließen muss und damit indirekt und unbewusst das Endothel streichelt. Das ist auch einer jener Mechanismen, die erklären, warum sportliche Aktivität gesund ist. Es setzt genauso wie das Östrogen das segensreiche Stickmonoxid frei, das die Durchblutung des weiblichen Körpers optimiert.

Körperliche Aktivität vermehrt die Östrogenrezeptoren an den Zellen, also jene biochemischen Schlösser, über die das Hormon Östrogen wirkt, sodass weniger Östrogen notwendig wird, um die gleiche Wirkung zu entfalten. Nimmt man im Rahmen der Hormonersatztherapie (HRT) Östrogene zu sich, so kann durch Sport die notwendige Menge an Hormonen deutlich reduziert werden, denn Sport erhöht die Sensitivität für das Hormon, es vergrößert den endokrinologischen Schallverstärker.[99]

Generell gehen Hormone gerne Koalitionen ein, so zum Beispiel auch das Progesteron, das ein beliebter Koalitionspartner von Vitamin D ist.

Was die Koalition von Östrogen und Sport betrifft, so soll eines für die Praxis erwähnt werden: Östrogene mögen abends eingenommen werden. Verbindet man das mit einer ausgewogenen und nicht an Kampfsport grenzenden Abendgymnastik, so hat man zweierlei erreicht: Zum einen erhöhen sich die Östrogenrezeptoren, man braucht weniger Hormone zuzuführen und erzielt die gleiche Wirkung, zum anderen wird durch beides das Stickmonoxid erhöht, die Blutgefäße erweitern sich und erlauben dann im Schlaf jene Reparaturmechanismen, die die Evolution für die Ruhephasen vorgesehen hat. Damit sinkt gleichzeitig auch der nächtliche Blutdruck, was den Blutgefäßen ebenfalls guttut, denn die Erweiterung der Blutgefäße durch das Stickmonoxid – über Bewegung oder das Östrogen – bewirkt eine deutliche Verringerung des Blutdrucks (näheres zum Zusammenhang von Sport und Hormonhaushalt auf Seite 110).

Man kann aber auch eine Dreierkombination empfehlen, nämlich wenn man zu Abendgymnastik und Östrogen einen weiteren Koalitionspartner zulässt – das Hormon Melatonin. So verbessert sich der Schlafzustand weiter und führt gemeinsam mit Östradiol dazu, dass der Pulsationsindex sinkt. Darunter versteht man den Druck zwischen zwei Herzschlägen, der letzten Endes die Blutgefäße in besonderer Weise gefährdet, wenn er dauerhaft erhöht ist. Alle drei Interventionen, Melatonin, Östradiol und Abendsport wirken sich damit günstig auf das Herz-Kreislauf-System aus.

Die Beweisführung der Krankenkassen

Über Hormone wird viel und auch kontroversiell diskutiert. Gender-Lehrstühle bemühen sich nicht nur, gesellschaftliche Unterschiede zwischen Mann und Frau darzustellen, sondern auch körperliche Krankheitsverläufe, die zwischen den Geschlechtern verschieden sein können, zu thematisieren. Das objektive und völlig emotionslose Beweisstück, dass hormonelle Unterschiede auch gesundheitliche Risikounterschiede beinhalten, kann man aus jenen Statistiken herausdestillieren, die Krankenversicherungen anhand der Arzneiverschreibung publizieren. Vergleicht man die Verschreibungsraten von Arzneimitteln, die den Blutdruck senken (Antihypertensiva), so sieht man einen großen Unterschied zwischen Mann und Frau. Während in der ersten Lebenshälfte der Bedarf an blutdrucksenkenden Mitteln bei Frauen extrem niedrig ist – anders als bei Männern –, steigt die Verschreibungsrate um die Menopause steil an und übertrifft mitunter auch die des Mannes.[100] Das deckt sich oft auch mit Berichten von Frauen, in denen sie behaupten, immer einen niedrigen Blutdruck gehabt zu haben. Ab der Menopause habe er plötzlich zu schwanken begonnen. Seither litten die Betroffenen an labiler Hypertonie. Dieses vielfach geschilderte Phänomen beweist eigentlich bestens, dass das im Wechsel fehlende Östrogen für die Erhöhung des Blutdrucks mitverantwortlich ist.

Die Diskussionsbereitschaft über die Hormone ist gewaltig, manches wird behauptet, vieles in Zweifel gezogen. Allerdings gibt es auch hier einen wahren Satz, der wahrscheinlich bis in die Antike zurückreicht: »Der, der heilt, hat recht.« Normalisiert sich bei einer perimenopausalen Frau, die auf einmal über Blutdruckanstieg klagt, dieser durch Verabreichung einer kleinen Dosis Östrogen wieder, so hat derjenige recht, der heilt. Nichts ist überzeugender als der therapeutische Erfolg. Klagt eine Patientin seit der Menopause über einen schwer einzustellenden Blutdruck und wird dieser durch einen körpereigenen Stoff – das Östradiol – wieder normal, so ist die Kraft des Faktischen überzeugend, wenn man gleichzeitig auch das Nil-nocere-Prinzip einhält.

Natürlich ist der Frauenarzt kein Internist und soll nicht in Versuchung geraten, interne Probleme wie die Hypertonie im Alleingang zu behandeln. Die Kooperation mit Kardiologen und Internisten ist notwendig und muss immer eingegangen werden. Allerdings soll der hormonelle Aspekt dabei nicht ausgeblendet werden, denn die Evolution hat sich über Millionen von Jahren dabei so viel einfallen lassen, dass dies erwähnenswert ist.

So verhält es sich mitunter auch beim Cholesterin: Wie manche Frauen in der Menopause über den plötzlichen Anstieg des Blutdrucks klagen, so berichten sie auch über einen erhöhten Cholesterinspiegel, obwohl sie ihre Lebensführung, vor allem die Wahl ihrer Lebensmittel bzw. die Ernährungsweise nicht geändert haben. Auch das kann durch einen genialen Mechanismus erklärt werden, den die Evolution für das weibliche Geschlecht vorbereitet hat. In der Schwangerschaft benötigt das Kind nicht nur Nährstoffe, die die Mutter ihm anbietet, sondern auch Cholesterin – eine Verbindung, die in der Überflussgesellschaft ins schlechte Licht geraten ist, in Wirklichkeit aber ein Vielkönner ist. Durch Cholesterin werden die kleinen Zellmembranen gebildet, die für den Aufbau neuen Gewebes notwendig sind. Aus Cholesterin bildet unser Körper das Vitamin D, vor allem aber all jene Hormone, die nicht nur der weibliche Körper benötigt, sondern auch der Mutterkuchen, um das Kind in seiner Entwicklung zu steuern und aufzubauen.

Damit das Cholesterin der Mutter dem Kind weitergegeben werden kann, bedarf es eines speziellen Transport-Rezeptor-Systems. Es funktioniert wie kleine Schlüssellöcher, über die Cholesterin in den kindlichen Körper gelangt. Das sind die LDL-Rezeptoren, welche jene Verbindung aus dem mütterlichen Gewebe ausschleusen und dem Kind über die Leber zur Verfügung stellen. Der Mechanismus ist lebensnotwendig, damit das Kind hormonell ausreichend versorgt wird. Transportiert die Mutter das Cholesterin aus ihrem Blut ab, so sinkt gleichzeitig ihr Cholesterinspiegel, denn sie »schenkt« ja ihr eigenes Cholesterin dem Kind. Und auch hier ist das Östradiol wieder zur Stelle, das Wunderhormon der Evolution: Es vermehrt diese LDL-Rezeptoren und fördert die Passage des Cholesterins zum Kind.

Aber selbst, wenn die Frau nicht mehr schwanger ist, bleibt ihr dieser Transfer erhalten. Das Cholesterin wird dann in die Leber geführt und dort deaktiviert. Dies alles passiert über die LDL-Rezeptoren, die vom Östrogen vermehrt werden.

Daher kann man das Östrogen als auch cholesterinsenkendes Hormon bezeichnen, weil es ja Cholesterin in andere Gewebe verfrachtet – und tatsächlich steigt es in der Menopause rapid an, sobald der Östrogenspiegel absinkt. Es fehlt der Abtransport über die LDL-Rezeptoren.

Auch hier ereignet sich dasselbe: Während Cholesterinsenker auf Rezept bei der Frau vor der Lebensmitte eine Seltenheit sind, steigen sie nach der Menopause, wenn das Östrogen fällt, massiv an.[101] Auch das ist ein emotionsloser Beweis, dass die Frau ein Vorrecht bekam, das dem Mann fehlt, nämlich das Privileg der Cholesterinverwertung. Dass auch hier Hunderte von biochemischen Reaktionen mit involviert sind, um dieses Wunderwerk Wirklichkeit werden zu lassen, ist verständlich.

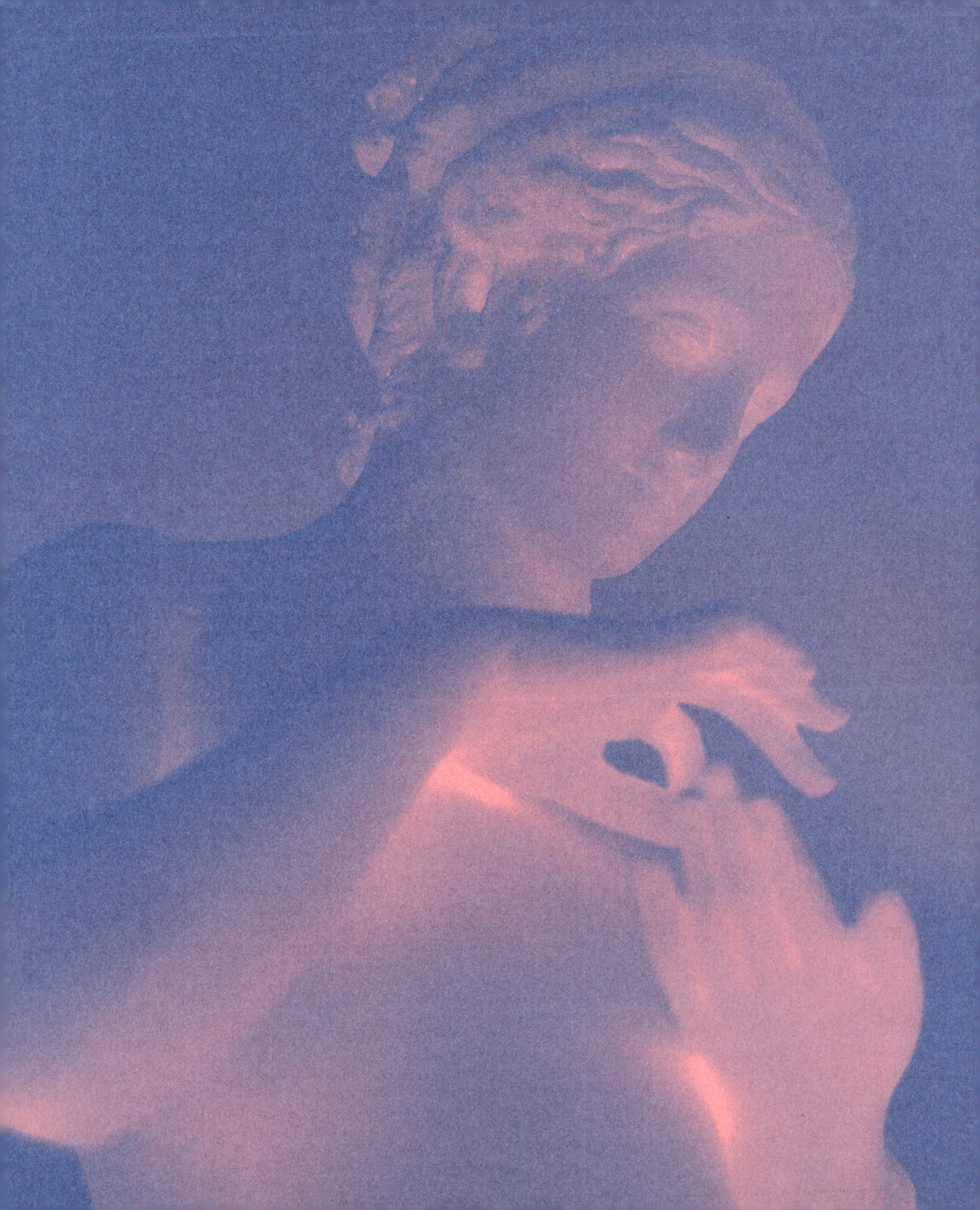

6

Eva sitzt am längeren und stärkeren Ast

Biologische Barrieren wurden eingerissen

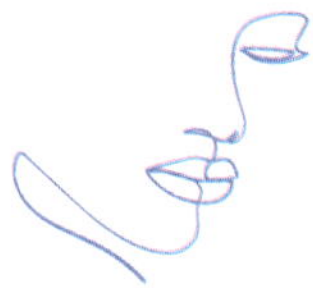

Dass sich unter den anmutenden Formen des weiblichen Körpers starke Muskeln befinden, die erfindungsreicher sind als die des Mannes, war lange unbekannt – auch in der Sportmedizin. Bis zum 19. April 1967, als in der Marathongeschichte eine neue Seite aufschlagen werden sollte. Marathon durften damals nur Männer laufen, schließlich war auch der erste Marathonläufer der Geschichte, Pheidippides, ein Mann, der den Athenern die Siegesbotschaft gegen die Perser überbrachte und nach 40 Kilometern tot zusammenbrach. Wenn schon ein Mann dabei starb, dann muss ein derartiger Lauf für Frauen eigentlich unmöglich sein.

Und so schöpfte niemand Verdacht, als sich beim Bostoner Marathon ein Läufer mit der Nummer 261 anmeldete, sich als K. V. Switzer eintrug und mit Mütze und Jogginganzug an die Startlinie trat. Keiner beim Sportbüro dachte daran, dass es sich dabei nicht um einen Mann, sondern um eine Frau handeln könnte, Kathrine Switzer. Denn bis dahin waren ja Frauen nur beim Wettkampf bis zu einem Lauf von 800 Metern zugelassen. Marathonläufe schienen für Frauen nicht machbar.

Kathrine Switzer war Studentin an der Syracuse University und trainierte dort mit dem männlichen Leichtathletikteam. Eines Tages erklärte sie dem Betreuer Arnie Briggs, der selbst bereits 15-mal am Boston-Marathon teilgenommen hatte, dass sie bei diesem Rennen 1967 starten wolle. Diese Ankündigung ging unter oder wurde nicht ernst genommen, und so tat sie dies dann auch, allerdings ohne sich als Frau zu deklarieren.

Und dann geschah es: Unmittelbar nach Beginn des Laufes wurde dem Renndirektor Jock Semple von einem Fotografen zugeflüstert, dass angeblich eine Frau bei dem Rennwettbewerb dabei wäre, und zwar mit der Startnummer 261. Semple lief zu seinem Auto und fuhr die Rennstrecke ab, bis er nach einigen Meilen auf Switzer stieß. Er versperrte der Läuferin den Weg, versuchte ihr die Nummer abzureißen und sie aus dem Rennen zu eliminieren. »Verschwinde von diesem Marathon!«, rief er ihr zu.

Womit der Renndirektor allerdings nicht gerechnet hatte: Der Freund Kathrine Switzers lief neben ihr, ein Hüne von einem Mann, ein Hammerwerfer, der Jock Semple, den Direktor, emporhob und ihn an den Straßenrand setzte. Kathrine Switzer konnte so das Rennen fortsetzen und nach 4 Stunden 20 Minuten das Ziel erreichen.[102]

Die Rangelei hatte sich direkt vor dem Pressebus abgespielt. So gingen die Fotos von diesem Vorfall um die Welt und lösten heftige Diskussionen um den Frauensport aus. Switzer wurde zwei Tage nach dem Lauf aus der Amateur-Athletik-Union ausgeschlossen, allerdings durften 1972 Frauen erstmals in Boston am Marathon teilnehmen. Das Eis war gebrochen, die Sportmediziner hatten geirrt – so schwache Muskeln scheint Eva doch nicht zu haben.

Das Unbehagen der Geschlechter begann im Muskel

Aber auch eine andere gesellschaftliche Revolution beruht möglicherweise auf dem Irrtum, Frauen besäßen keine starken Muskeln, wären deshalb das schwächere Geschlecht und dem männlichen Machtanspruch auch körperlich unterlegen, einem Irrtum mit weitreichenden Folgen: Über Judith Butler, die berühmte Berkeley-Professorin und Ikone der Gender Studies, heißt es nämlich, »bei einem Baseballspiel wäre ihr zum ersten Mal der Begriff von ›Geschlecht‹ zum Problem geworden, weil der Sportlehrer sie ›als Mädchen‹ vom Training der American-Football-Mannschaft ausgeschlossen hatte«.[103] Sie hätte es verstanden, wenn man ihr erklärt hätte, dass ihre persönlichen Muskeln unterentwickelt wären. Aber dass man als Frau generell schwächere Muskeln hätte, das hatte für sie ähnliche philosophische Folgen wie seinerzeit das Damaskus-Erlebnis für Paulus.

Dass ohne Butlers Wirken und ohne ihr Buch »Das Unbehagen der Geschlechter« aus dem Jahr 1990 die Diskussion über die sprachliche Konstituierung von Geschlecht heute derart weit verbreitet und wirksam wäre, darf bezweifelt werden. Es war ein anekdotenhafter Mosaikstein, der eine soziologische Entwicklung auslöste, die das weibliche Geschlecht dem männlichen ebenbürtig machen sollte, dabei aber die biologische Überlegenheit Evas verdeckte. Denn Geschlecht wurde in Judith Butlers Denken zu etwas Performativem, zum Ergebnis reiner Sprechakte. Biologische Unterschiede zwischen Männern und Frauen seien ihr zufolge durch Sprache begründet – und nicht durch Mutter Natur und die Evolution.

Selbst die Universität Graz, die so viel Erfahrung mit frauenspezifischer Forschung hat, verpflichtet ihre Studenten, Dozenten und Angestellte heute zur »geschlechtergerechten Sprache« und hält fest: »Unsachliche Differenzierungen zwischen Frauen und Männern sind zu unterlassen.«[104] Dabei kann ein maskulines Substantiv doch niemals die Wertschätzung gefährden, die die Evolution Eva entgegenbringt. Akademischer wäre es, den Studenten den wunderbaren Masterplan zu erklären, mit dem Mutter Natur die Frau ausgestattet hat.

Des Kreuzzuges gegen die biologische Geschlechterdifferenz hätte es vielleicht gar nicht bedurft, wäre es Judith Butler oder aber ihrem Sportlehrer einst bekannt gewesen, dass die Ausdauerkraft des weiblichen Muskels die des männlichen Muskels übersteigt oder ihr zumindest ebenbürtig ist. Dafür spricht mittlerweile so einiges.

Wie Bewegung entstand – die Erschaffung des Muskels

Die Erfindung des Muskels, auch ein Schlüsselereignis der Evolution, ermöglichte eine Unabhängigkeit von Strömungen und Wind, die vorher lebendige Zellen transportierten und verteilten. Mithilfe der Muskeln konnten Lebewesen selbst entscheiden, wohin die Reise geht – ein großer biologischer Quantensprung in der Entwicklung des Lebens. Und dafür ließ sich die Evolution Geniales einfallen: eine Art Zippverschluss, der sich öffnen und schließen lässt. Dadurch entstand ein unterschiedliches räumliches Hin und Her, das letztendlich die Bewegung ermöglichte.

Auch im Muskel gibt es einen Geschlechtsunterschied: Tausende Gene arbeiten unterschiedlich zwischen Frauen und Männern, dazu hat sich die Evolution sehr viel einfallen lassen.[105]

Die biologischen Äquivalente des Zippverschlusses sind zwei Fäden im Muskel, das Actin und das Myosin, beide Strukturen können locker im geöffneten Zustand mehr oder weniger nebeneinander liegen, sie können sich aber auch, wenn ausreichend Energie vorhanden ist, annähern und zusammenschließen. Das ist das Grundmuster eines jeden Muskels. Die Bildung von Energiequellen für kleine Muskelbewegungen, aus denen große Schritte möglich werden sollten, gelingt der Zelle, indem sie die in den Bioelementen gespeicherte Lichtenergie wieder freisetzt, wenn sie die Nahrungsbestandteile der Kohlenhydrate, Proteine und Fette verdaut sowie die in ihnen gespeicherte Energie dem »Reißverschluss« zur Verfügung stellt. Auch das war eine evolutionäre Entdeckung in der Biosynthese unseres Planeten.

Um den Bewegungsradius zu erhöhen, hat sich im Laufe der Evolution das Muskelgewebe vermehrt. Derzeit stellt es immerhin 30 bis 40 Prozent unseres Körpers dar – also keineswegs eine entité négligeable.

Die Evolution hat etwas vereinfacht zwei Arten von Muskeln geschaffen: eine dunklere, die reich an Myoglobin ist, und eine etwas hellere Muskelform. Und obwohl Frauen generell weniger Myoglobin haben als Männer, kommt der dunklere Typ-I-Muskel mehr bei Frauen zum Einsatz. Er ist die Muskulatur der Ausdauer, und Eva ist damit in der Lage, langhaltig und über längere Zeit Sauerstoff und Adenosin-Triphosphat (ATP) in Energie umzuwandeln. ATP ist eine energiereiche Verbindung, wird sie gespaltet, so kann die dadurch freiwerdende Energie für viele Lebensprozesse verwendet werden. Deshalb wird sie auch als »Energiewährung« unseres Körpers bezeichnet.

Die Typ-II-Muskulatur hingegen ist jene, die Sprinter benötigen, um zusätzlich zur Sauerstoffanlieferung auf weitere Energiequellen zurückgreifen zu können. Es ist der Muskel des anaeroben Stoffwechsels, das heißt, selbst wenn nicht genug Sauerstoff vorhanden ist, kann in Akutsituationen die Muskulatur aus Notreserven Energie herstellen. Allerdings gelingt das nur sehr kurzzeitig, für Nachhaltigkeit und Ausdauer ist diese Muskelform daher nicht geeignet.

Selbst wenn Männer Häuser bauen, in den Krieg ziehen und dabei viel Kraft brauchen, so sind das doch temporär umschriebene Aktionen – nicht vergleichbar mit den jahrelangen Mühen, sich um die Erhaltung der Art zu sorgen. Dafür hat die Evolution Eva mit mehr Ausdauer und Stärke ausgestattet, die allerdings nachhaltiger und langandauernder konzipiert sind.

Der unterschätzte weibliche Muskel – ausdauernd und regenerationsfähig

Vergleicht man Evas früheres Leben mit heute, so waren es für die Mehrzahl der Frauen eher dunkle Jahrtausende: oft mehr als ein Dutzend Kinder zur Welt zu bringen, sie zu stillen und zu ernähren, mitansehen zu müssen, wie sie bei der hohen Kindersterblichkeit nicht überlebten, den Haushalt zu führen, zu kochen, den Mann noch zu versorgen und zusätzlich Fremdarbeiten zu verrichten. All diese Belastungen deuten darauf hin, dass auch der Kraftapparat des weiblichen Körpers optimal ausgestattet werden musste. Aus der zierlichen Anmut der Frau darf nicht auf schwache Muskeln geschlossen werden.

Und tatsächlich: Der weibliche Muskel regeneriert sich weit besser. Die langen Muskelfasern, die wie ein Reißverschluss aktiv sind, können, wenn sie einmal verletzt sind, nicht mehr so einfach nachgebaut werden. Dafür aber gibt es im weiblichen Muskel mehr stammzellähnliche Gebilde, die Satellitenzellen, aus denen sich der Muskel erneuert. Das weibliche Eierstockhormon Östrogen wirkt auf diese Satellitenzellen und baut Muskelgewebe auf, was auch nach Verletzungen, wenn man den Wiederaufbau dieses Gewebes fördern möchte, als Therapieoption nicht uninteressant ist – vor allem auch deshalb, da es über die Haut auf den betreffenden Muskel appliziert werden kann.

Muskelgewebe entwickelt sich aus dem mittleren Keimblatt, jenem Teil des embryonalen Gewebes, das auch Sehnen, Knorpel und Knochenzellen hervorbringt. Leider versuchen im Laufe des Alterns Teile der Stammzellen eine andere Konfiguration anzunehmen, nämlich die der Fettzellen, und das wird zu einer schmerzhaften Erfahrung des Alterns. Muskeln werden abgebaut und durch Fettzellen ersetzt. Ähnliches gilt für Knochen-, Knorpel- und Faszienzellen: Sie alle werden teilweise zu Fettzellen, was auch optisch belastet. Das ist für uns nicht zum Vorteil. Dem kann aber wie auch beim Knochen entgegengewirkt werden bzw. Mutter Natur macht es von selbst.

Wird in und nach der Pubertät das Östrogenmolekül vermehrt gebildet, so sorgt es dafür, dass der Knochen gut aufgebaut wird und dann auch erhalten bleibt. Und es verhindert, dass Muskelzellen sich in Fett transformieren. Tritt allerdings der Alterungsprozess ein, vor allem ab der zweiten Lebenshälfte, so kann eine Orientierungslosigkeit der Stammzellen beginnen. Statt Knochen- und Muskelgewebe entstehen Fettzellen.

Energieversorgung der Muskeln – auch hier ist Eva überlegen

Wird dieser Muskel mit Energie versorgt, so ist er tatsächlich für große Taten gerüstet, allerdings benötigt er dafür jene Bioenergie, die zuvor in Kohlenhydraten, Fetten und Proteinen abgespeichert worden war. Sie muss erneut freigesetzt werden, um dem Muskel genügend Kraft zu geben. Und dabei unterscheiden sich die Muskeln von Adam und Eva. Das weibliche Gewebe verarbeitet Nahrungsangebote einfach besser.

Evas Begabung zur Nachhaltigkeit zeigt sich nicht nur in der Sexualität, wo die Frau in längeren Dimensionen fühlt und denkt, sondern auch in den Muskeln, die ausdauernder arbeiten. Und so wie manche Männer den sexuellen Kurzzeitverkehr bevorzugen, sind auch ihre Kraftakte oft impulsiv und lassen Langleistungen vermissen.

Mutter Natur hat Eva bei der Energieversorgung des Muskels mit Nachhaltigkeit begünstigt – vor allem bei der Verwertung von Kohlenhydraten, die ein fester Bestandteil unserer Nahrung sind und die letztendlich auch durch die photosynthetische Kraft der Sonne entstanden.

Östrogene verbessern den Zuckerabbau

Die sportliche Leistung des weiblichen Körpers wird durch die Hormone des Eierstockes in Rhythmen geteilt. Werden Kohlenhydrate abgebaut, so wird die in ihnen gespeicherte Bioenergie wieder frei und gibt dem menschlichen Körper Kraft. Diese Transformation funktioniert im weiblichen Körper besser als beim Mann. Denn um in Energie verwandelt zu werden, müssen Kohlenhydrate in das Zellinnere transportiert werden. Hierbei erweist sich das weibliche Östrogen wieder als ein wunderbarer Assistent. Es öffnet die Schleusen, Kohlenhydrate gelangen so in das Zellinnere, wo sie über die Mitochondrien in Energie umgewandelt werden.

Der häufigste Vertreter in der großen Familie der Kohlenhydrate ist Glucose, ein Zuckermolekül, das in zahlreichen Pflanzen vorkommt und durch Photosynthese sowie die Kraft des Lichtes entsteht. Zur Verwertung in den Zellen muss es markiert und mit einem Phosphatrest verbunden werden. Das dafür notwendige Enzym heißt Hexokinase und wird vom Östrogen angeregt.

So verbleibt der Kohlenhydratanteil im Zellinneren, kann dort weiter prozessiert und in Zellenergie umgesetzt werden. Damit steigt das Aktionspotenzial des Muskels, gleichzeitig sinkt die Verweildauer von Glucose im Blut – ein weiterer unglaublich wichtiger Aspekt des Östrogens, denn es senkt den Blutzucker – Östrogene wirken so auch antidiabetogen.[106]

Zahlreiche Arbeiten bestätigen, dass die Wahrscheinlichkeit, an Diabetes 2 zu erkranken, sowohl durch Sport als auch durch das Eierstockmolekül Östrogen verringert oder verlangsamt wird.

Hormone und Fettverwertung

Aber auch die Verwertung des zweiten großen Bestandteils unserer Nahrung, der Fettsäuren, ist im weiblichen Körper besser als im männlichen konditioniert. Man beobachtet dies in der Menopause, wenn Östrogene sich verabschieden und manche Patientinnen berichten, dass Blutfettwerte und Cholesterin ansteigen, da sie offensichtlich nicht mehr in Energie umgewandelt werden können bzw. müssen. Tatsächlich ist ein Hormonmangel mitverantwortlich, dass sich die Verwertung von Fetten verlangsamt.

Das solitäre Hormon des Mannes, das auch Adams Muskel unterstützt, ist das Testosteron. Auch Frauen verfügen über diese männlichen Hormone, die Androgene, die vor allem an den Tagen rund um den Eisprung zusammen mit Östrogen vom weiblichen Körper freigesetzt werden. Androgene verbessern gemeinsam mit dem Östrogen jene Enzyme, die für die Verwertung der Fette notwendig sind.[107] Das erklärt auch die mitunter anekdotenhafte Beobachtung von Frauen, dass sie zur Zyklusmitte besonders leistungsfähig sind, weil Androgen und Östrogen erhöht sind und damit die Muskelleistung steigern – was sich übrigens Sportlerinnen zunutze machen.

Die dritten Nahrungsbestandteile – Proteine

Auch die Proteine können im weiblichen Körper und damit auch im Muskel periodenhaft und unterschiedlich zum männlichen Körper verwertet werden: in der zweiten Zyklusphase, wenn das Progesteron ansteigt, um eine Schwangerschaft vorzubereiten. Proteine sind Direktbausteine für neues Gewebe, und dementsprechend benötigt gerade die Schwangerschaft dieses Material. Deshalb werden die Proteine auch nach dem Eisprung und bei Beginn einer Schwangerschaft besonders gut aufgenommen und dem weiblichen Körper zur Verfügung gestellt.

Zyklusabhängige Diätetik

Die unterschiedliche Versorgung des weiblichen Muskels mit der Kraft der Nahrungsgrundstoffe trägt auch eine Nahrungsberatung in sich. Denn in jener Zyklusphase, in der viel Östrogen freigesetzt wird, funktioniert die Zuckerverwertung am optimalsten. Es ist der erste Zyklusteil – von der Menstruation bis zum Eisprung, die Schokolade wird in diesen zwei Wochen sofort in Energie verwertet und bleibt weniger in den Fettzellen hängen. Abnehmen sollte zu diesem Zeitpunkt leichter möglich sein.

Anders jedoch ist es um die Tage zwischen Eisprung und der nächsten Regel. Hier freut sich der weibliche Körper über Proteine, die in dieser Zeit optimal prozessiert werden, auch im Hinblick auf eine möglicherweise sich etablierende Schwangerschaft. Proteine werden sofort zu Zellbausteinen.[108] Einfach zusammengefasst: Bei und nach der Regel lässt Schokolade die Waage nicht so ansteigen wie Süßigkeiten vor der Regel, wenn die Insulinresistenz durch das Progesteron wieder ansteigt.

Der weibliche Muskel wird also anders gesteuert als der männliche, es sind die drei berühmten Hormone der Frau, die in unterschiedlicher Weise die Energieverwertung modulieren und damit die Ausdauerkraft des weiblichen Organismus verbessern.

Eierstöcke – Assistenten bei der Energieversorgung weiblicher Muskeln

Es ist zwar richtig: Die Muskelmasse von Adam wiegt mehr als die von Eva, aber die Muskeln der Frau gehören zum Feinen – Männer können da gar nicht mithalten, immerhin sind es mehr als 3000 Gene, die das Muskelgewebe beider Geschlechter trennen und die Langzeitleistungen des weiblichen Muskels garantieren.[109]

Denn die Eierstöcke sind, wie schon erwähnt, NO-Generatoren, die mit ihrem Östrogen überall dort, wo sich Muskelfasern finden, das entspannende und erweiternde Stickmonoxid aus der Aminosäure Arginin herausspalten. Der weibliche Muskel bekommt damit einfach mehr Nahrung und Sauerstoff – und wird damit auch leistungsfähiger.

Frauen verfügen eben über mehr Energiequellen als Männer. Dies bestätigt die Ernährungswissenschaftlerin Yanping Li im »British Medical Journal«,[110] wenn sie von einem interessanten Phänomen berichtet: Frauen profitieren von Sport mehr als Männer.

Bei der Analyse der Gesundheitsdaten von rund 110.000 Männern und Frauen, die anfangs 50 Jahre alt und gesund gewesen waren und die fünf Lebensregeln beachteten (Verzicht auf Tabak, Normalgewicht, wöchentlich mindestens dreieinhalb Stunden mäßige bis intensive körperliche Aktivität, eine ausgewogene Ernährung und einen mäßigen Alkoholkonsum), untersuchte die Harvard-Forscherin die Lebenserwartung, wobei der wichtigste Punkt der Fünferregel die körperliche Bewegung war.

»Frauen, die allen fünf Anforderungen an einen gesunden Lebensstil genügten, lebten im Mittel zehn Jahre länger als Altersgenossinnen, die keine einzige davon erfüllten; bei gleichaltrigen Männern betrug der maximale Vorsprung in der Lebenserwartung entsprechend siebeneinhalb Jahre«, fasst Nicola von Lutterotti das

Ergebnis zusammen.[111] Es sind also die Eierstöcke, die Sport bei Frauen noch gesünder machen als bei Männern, denn die weiblichen Blutgefäße verfügen über mehr Stickmonoxid als die der männlichen Artgenossen, denen ja das Östradiol im ausreichenden Maße fehlt, das wiederum jenen Mechanismus ankurbelt, der beim Vorbeigleiten des Blutes an der Gefäßinnenauskleidung der NO-Synthase befiehlt, das gefäßerweiternde »Schutzgas« zu bilden und auch der Gefäßmuskulatur zur Verfügung zu stellen.

Östrogene und sportliche Aktivität sind demnach Koalitionspartner; auch in jenen Zeiten, als es für Frauen noch keinen Sport gab, stählten selbst körperliche Arbeitsbelastungen, denen Frauen in ungerechter Weise oft ausgesetzt waren, das weibliche Gefäßsystem, wenn Eierstockhormone präsent waren.

Mit der besseren Durchblutung wird auch die Muskelarbeit verbessert – die Nachhaltigkeit des weiblichen Muskels ist gewaltig.

Östrogene und Sport gehen aber noch eine weitere Koalition ein: Nicht nur die Durchblutung wird besser, auch die Elastizität der Blutgefäße bleibt jünger. Hormone und Sport addieren sich dabci, mit durchaus erfreulichen Resultaten für die Gesundheit:

»Für alle, die sich vorgenommen haben, im neuen Jahr häufiger die Joggingschuhe anzuziehen, haben Wissenschaftler aus London eine gute Nachricht: Regelmäßiges Laufen wirkt demnach wie ein Jungbrunnen auf die Aorta, die wichtigste aller Sauerstoff transportierenden Arterien. Denn es führt dazu, dass die große Körperschlagader an Elastizität gewinnt, und das offenbar bereits innerhalb weniger Monate nach Trainingsbeginn.«[112]

Forscher um Charlotte Manisty und Anish Bhuva vom University College in London beobachteten mehr als hundert Freiwillige bis zum 60. Lebensjahr, die sich über sechs Monate auf einen Marathon vorbereiteten und zehn bis 20 Kilometer wöchentlich zu laufen hatten. Die Wissenschaftler gingen dabei sehr genau vor und verwendeten die Kernspintechnologie, um die Elastizität der Blutgefäße zu dokumentieren.[113]

»Am meisten profitierten dabei die älteren Marathonnovizen. Bei ihnen war der gefäßverjüngende Effekt des Marathontrainings am ausgeprägtesten. Diese

Beobachtung lässt für die Autoren den Schluss zu, dass sich die altersbedingten Umbauprozesse der Aorta – und möglicherweise auch jene anderer Schlagadern – selbst im fortgeschrittenen Alter noch abbremsen lassen.«[114]

Dass auch unabhängig vom Sport die weiblichen Blutgefäße besser geschützt sind als die der Männer, ist dem Frausein zu verdanken.

Sport verbessert die Wirkung weiblicher Hormone

Östrogen und Muskel arbeiten intensiv zusammen. Um in der Zelle wirken zu können, benötigen die Hormone des Eierstockes ein Schloss – die sogenannten Rezeptoren. Das Hormonmolekül selbst, das Östrogen, wäre mit dem Schlüssel vergleichbar, mit dem das Schloss in der Zelle geöffnet und die gewünschte Wirkung erzielt werden kann. Demnach braucht es nicht nur das Hormon, sondern auch den entsprechenden Rezeptor, also das Schlüsselloch. Fehlt dieses, kann das Hormon nicht aktiv werden. Körperliche Bewegung – eine wichtige Erkenntnis – ist in der Lage, die Rezeptoren im Gewebe zu vermehren, folglich die Wirkung des Östrogens zu verstärken. Damit entfaltet Östrogen eine bessere Wirkkraft und wird aktiver.

Für die Praxis hat dies eine wichtige Konsequenz. Nimmt eine Frau Östrogene zu sich, zum Beispiel in den Wechseljahren, so ist es sinnvoll, körperliche Aktivität einzuplanen. Dann wirkt das Hormon zielsicherer, die Energiebildung geht leichter vonstatten, weil Östrogen dies zu leisten imstande ist. Da während der Hormonersatztherapie die Hormone abends appliziert werden sollen, empfiehlt es sich, nach Möglichkeit vorher etwas Abendsport einzuplanen. Damit steigt die Wirkung des Östrogens, denn die sportliche Aktivität vermehrt die Anzahl der Rezeptoren, über die das Hormon wirksam werden kann.

Gelänge es an einem dieser Abende, an denen man in mäßiger Weise Sport betreibt, auch mit einem neuen Partner ins Bett zu steigen – dessen Namen allerdings »Hunger« sein muss –, so hat man nach neuesten Erkenntnissen ein effizientes Anti-Aging-Konzept umgesetzt. Durch das Absenken der Kalorien werden nämlich Regenerationsmechanismen aktiviert, die dem Östrogen zur Seite stehen, wenn es sein positives Programm in der Zelle umzusetzen beginnt.

Die Faszie – das Altern und die Hormone

Die Medizin erkennt in zunehmender Weise, dass unser Körper mehr ist als nur die Summe seiner Organe, die untereinander vielschichtig vernetzt sind. Dies müssen wir noch besser für Diagnose und Therapie zu verstehen lernen. So dient der Knochen nicht nur dem aufrechten Gang, sondern ist Reservoir für Stammzellen und Spurenelemente, greift in den Kohlenhydratstoffwechsel und in die Bauchspeicheldrüsenaktivität ein und steuert sogar die Testosteronproduktion des Hodens. Der Knochen ist unsere Reservekammer der besonderen Art.[115]

Ähnlich verhält es sich auch mit dem Muskelgewebe, das nicht nur unsere Bewegungen ermöglicht, sondern unter anderem sogar die Regeneration des Gehirns mit unterstützt. Beide Organe hängen übrigens von den weiblichen Geschlechtshormonen ab.

Dasselbe gilt auch für die Faszien, die in der Vergangenheit lediglich als »Anhängsel« des Muskels gesehen wurden. Neue Erkenntnisse zeigen, dass es sich dabei allerdings um hoch interessante Organe bzw. Strukturen handelt, die ebenfalls zahlreiche Aufgaben erfüllen: Natürlich haben sie eine Hüllfunktion für die Muskeln und sind auch Raumfüller, jedoch »schlafen« in ihren Logen Stammzellen, die der Körper immer wieder zur Reparatur benötigt – für den Muskel, aber auch für die Knorpel. Durch Faszien laufen viele Gefäße, vor allem Venen, über deren Durchmesser die Körpertemperatur geregelt werden kann und die im Alter durchzuscheinen beginnen, wenn die Faszien dünn werden.[116]

Über die Faszien registriert unser Körper seine Statik, seinen Belastungszustand – eine Fülle von kleinen Sinnesorganen nimmt in den Faszien die Außenwelt wahr: Ruffini-Körperchen, Corpuscula lamellosa, die Golgi-Organe und frei endende Nerven überwachen die »innere Haut« unseres Körpers. Die Anzahl dieser sensorischen Rezeptoren ist in den Faszien zehnmal höher als in der Retina des Auges.

Damit wird die Faszie, wenn sie altert, zu einem »Schmerzgenerator«, denn die Gleiträume sind von Vater-Pacini-Körperchen durchsetzt und können unklare Befindlichkeitsprobleme schaffen, für die man in den bildgebenden Verfahren keine Erklärung findet.

Klinisch wird oft bei diesem Schmerzphänomen von einem myofascialen Schmerzsyndrom oder von Fibromyalgie gesprochen.

Unter der Haut gibt es zwei Faszienschichten: Die oberflächliche Faszie (Fascia superficialis) stellt mit einem feinen Retinacula-System die Verbindung zur Haut her, die tiefe Faszie bindet zusätzlich die Muskeln und auch Gelenke und Knochen ein. Vor allem im Gesicht, aber auch im Dekolleté beinhalten die oberen Faszienfasern noch Muskelgewebe, die die mimischen Gesichtsbewegungen ermöglichen.

Keinem von uns bleibt der Alterungsprozess im Gesicht erspart, der bis jetzt vor allem den Fett- und Muskelveränderungen zugeschrieben wurde. Neue Erkenntnisse legen nahe, dass es aber auch – möglicherweise sogar vor allem – Alterungsprozesse im Faszienbereich sind, die das »Herabhängen« der Wangen und Kieferbereiche hervorrufen.

Gut untersucht ist das Phänomen der herabhängenden Oberarme (»bat wings«), das mit einem »Durchhängen« der Fascia brachialis vergesellschaftet ist. Das würde auch erklären, weshalb Frauen – und diese scheinen besonders davon betroffen zu sein – berichten, dass sie sehr darunter leiden und sie es nicht verstehen, warum sich trotz forciertem Oberarmtraining ein Erfolg nicht wirklich einstellt. Das bestätigt, dass es nicht nur die Muskeln sind, die für die Integrität des körperlichen Outfits verantwortlich sind, sondern jene Stützscheiden, in die Muskeln und Fett zusammengepackt sind, nämlich die Faszien.

Im Gesicht bilden oberflächliche Faszien und mimische Muskulatur eine funktionelle Einheit (superficial muscular aponeurotic system, SMAS), Botox-Behandlungen entspannen die Muskelfasern, erweitern damit die Raumfüllung und glätten so die Falten. Allerdings nehmen sie nicht Bezug auf die abnehmende Konsistenz der Faszien, die zu stärken ein weiterer therapeutischer Ansatz in der kosmetischen Endokrinologie werden kann.

Während die Endokrinologie des Knochens seit Jahrzehnten bekannt und auch die Hormonabhängigkeit der Muskeln zunehmend beforscht wird, beginnt sich die Wissenschaft erst langsam um die Wachstumsfaktoren der Faszien zu kümmern.

Dem Haupthormon des weiblichen Ovars, dem Östrogen, scheint dabei eine dialektische Rolle zuzukommen. Einerseits scheinen die in der Pille enthaltenen alkylierten Östrogene einen hemmenden Effekt auf die Kollagensynthese in den Sehnen und im subkutanen Faszienbindegewebe zu entfalten, da sie die Bioverfügbarkeit des IGF 1 reduzieren und damit die Sehnen verdünnen.[117] Ob das auch beim endogenen Östradiol so ist, ist derzeit noch unbekannt, allerdings bereiten Sehnen Frauen wesentlich häufiger Probleme als Männern, was auch durch den menopausalen Östrogenmangel bedingt sein kann.

Andererseits stimulieren Östrogene, auch das Pflanzenöstrogen Genistein die Hyaluronsäure,[118] die den Gleitraum zwischen Muskel und Sehnen ausfüllt. Der lindernde Effekt einer Östrogenbehandlung auf unklare Weichteilschmerzen könnte auch darauf zurückzuführen sein.

Unerwartet scheint auch die Schilddrüse einen wichtigen Einfluss auf Faszien und Sehnen zu haben: Eine Unterfunktion der Schilddrüse verursacht Störungen des Glykosaminoglykans in der extrazellulären Matrix, was zu einer Verhärtung von Sehnen und Faszien führt. Dies scheint auch den Zusammenhang zwischen dem Karpaltunnelsyndrom und der Hypothyreose zu erklären.

»Stretching« und damit die physikalische Therapie ist eine nachhaltige, auch die Faszien anregende Behandlung, die natürlich auch ein entsprechendes körperliches Training involviert. Die dabei mitunter gebildete Milchsäure scheint die Faszien zu stimulieren. Damit hat der »Muskelkater« einen reaktiv aufbauenden Effekt auf die Muskelumhüllungen.

Auch für Faszien unerwartet interessant scheint das Endocannabinoid-System zu werden, das nicht nur in der Onkologie, sondern auch für den Bewegungsapparat wichtig zu werden scheint; wegen des Missbrauchs von Cannabis wurde dies leider von der Medizin weitgehend ausgeklammert.[119]

Zwei Gruppen von Rezeptoren stehen den Endocannabinoiden zur Verfügung: Die CB1-Rezeptoren sind vor allem im Gehirn hoch konzentriert, in den basalen Ganglien, dem Hippocampus, dem Cerebellum und dem Cortex, allerdings auch in peripheren Organen wie in den Faszien, was angesichts der hohen Anzahl an sensorischen Rezeptoren nicht verwundert. CB2-Rezeptoren finden sich vor allem in den Zellen des Immunsystems, aber auch in der fertilisierten Eizelle. Dort sind sie für deren weitere Entwicklung mitverantwortlich.

Bestimmte Fettsäuren haben zu den Cannabinoid-Rezeptoren eine besondere Affinität, wie zum Beispiel Palmitoylethanolamide, die in klinischen Untersuchungen zur Behandlung schwerer Schmerzzustände bei der Endometriose geprüft werden. Es ist anzunehmen, dass diese Fettverbindung auch bei Schmerzzuständen, die von der Faszie ausgehen, Bedeutung bekommen könnte.

Die Frauenheilkunde ist ein interdisziplinäres Fach. Angesichts der Genderunterschiedlichkeit von Sehnen und Faszienproblemen, der Hormonabhängigkeit beider Organsysteme und der endokrin mitausgelösten Schmerzzustände ist es verständlich, dass sich die gynäkologische Endokrinologie auch den Faszien widmet.

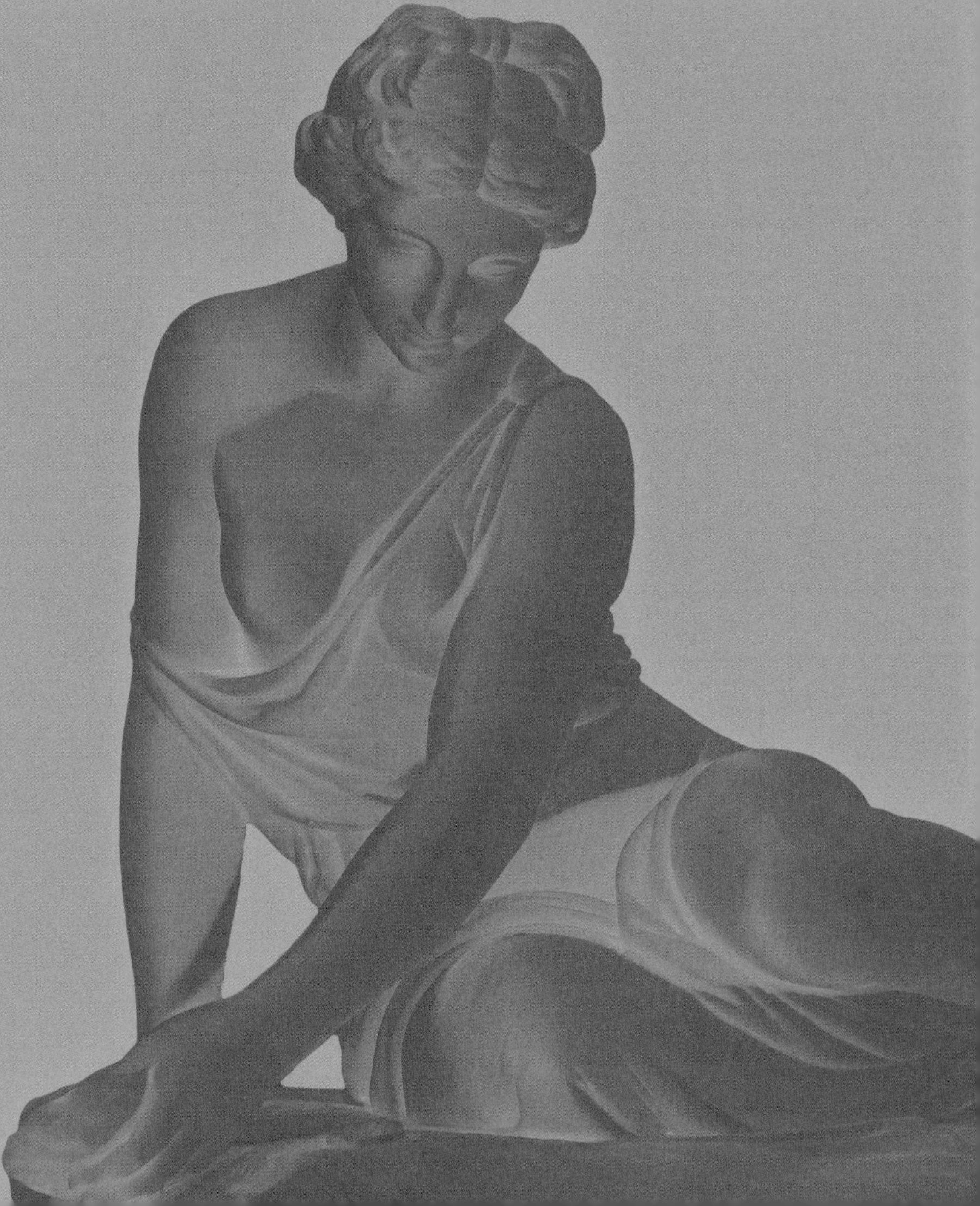

7

Immunologische Meisterleistungen des weiblichen Körpers

Die Monatsblutung

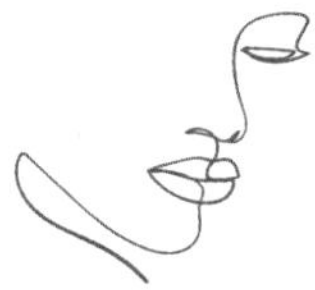

Erinnern Sie sich an den kleinen Holzspan, den Sie sich irgendwann am Finger eingezogen und nicht gleich entfernt haben? Innerhalb von Minuten färbt sich rundum die Haut rot an – ein sicheres Zeichen, dass viele immunologische Kräfte bemüht sind, diesen Fremdkörper einzugrenzen und dann entzündungsmediiert zu entfernen.

Anders ist es jedoch, wenn artfremdes Sperma den weiblichen Körper betritt.

Als vor Hunderten Millionen von Jahren die Weitergabe des Lebens von außen nach innen verlegt wurde, musste sich Mutter Natur viel einfallen lassen, um das väterliche artfremde Gewebe zu tolerieren – und das beginnt bereits beim koitalen Ereignis, wenn Sperma in den weiblichen Körper gelangt. Eine Redakteurin brachte dies in einem Gespräch folgendermaßen auf den Punkt: »Man geht nachher anders weg, als man es vorher war.« Bei jedem Sexualverkehr, wo Sperma in die Scheide der Frau gelangt, wird auch gleichzeitig Fremd-DNA hinterlassen. Es kommt etwas Neues in den Körper der Frau, das nicht gleich verdaut, vom Immunsystem aber sofort erfasst werden muss. Denn um die Abstoßungsreaktion zu verhindern, orientiert sich der weibliche Körper am männlichen HLA-System, von dem es sich förmlich eine Art Blaupause macht.

Trifft der erste Spermatropfen ein, erhöht das innere Genital der Frau einen »magischen« Stoff, das Interferon-Gamma der Th1-Lymphozyten, die eigentlich eine Entzündung einläuten sollten. Allerdings steigen sofort auch die regulativen T-Zellen auf ihre Posten (Treg-Zellen) und heißen das Sperma willkommen. Sie verhindern jene Reaktion, die wir vom eingezogenen Span kennen. Es erfolgt keine Abgrenzung und Entzündungsreaktion, sondern die immunologische Reaktion fällt »freundlicher« aus. Vergleichbar mit Fingerabdrücken werden »Prints« gemacht, man registriert sozusagen die Fremd-DNA, und zur Sicherheit werden auch die Th2-Zellen aktiviert, die die endgültige Toleranz des Mannes in der weiblichen Scheide absegnen.[120]

Der Mann wurde immunologisch akzeptiert. Trägt er jedoch einen HPV-Virusstamm mit sich, beginnt Unverantwortlichkeit: Das Virus verwendet auch den Passierschein, umgeht sozusagen unerkannt das auf Lauer liegende Immunsystem und infiziert die Frau. Die Weitergabe einer HPV-Infektion hat somit stattgefunden.

Eine solche Infektion gelingt umso leichter – und dafür sprechen einige Hinweise –, wenn sich das Immunsystem im weiblichen Genital mit unterschiedlichen HLA-Systemen, sprich Sperma-Prints diverser Männer herumschlagen muss. Es müsste dabei für viele unterschiedliche männliche HLA-Prints eine Akzeptanz herstellen und ist somit permanent damit beschäftigt, um die Möglichkeit einer Befruchtung bzw. Schwangerschaft offen zu lassen.

Wird Eva tatsächlich schwanger, so beginnt das Immunsystem erneut seine Arbeit. Denn die zahlreichen Soldaten der Immunabwehr werden teilweise umgeschult und für eine andere Aufgabe einberufen, nämlich für den Bau und das Wachsen des Embryos. Die Immunzellen arbeiten weiter an der »Toleranz« des neuen Mitbewohners im mütterlichen Uterus, damit dieser als Fremd-DNA nicht abgestoßen, sondern ausgetragen wird.

Der Frühembryo macht alle Stufen der Evolution durch und beginnt seine Entwicklung mit den Mustern von Frühlebewesen, die Schritt für Schritt umgebaut und in Richtung Säugetier und Mensch gepolt werden müssen. Das bekannteste Beispiel wurde schon erwähnt: In einer frühen Entwicklungsphase besitzen wir zwischen den Fingern die Reste jener Schwimmhäute, die auch bei Amphibien angelegt sind. Dort bleiben diese aber funktionsfähig. Beim Menschen sind sie nicht notwendig, wohl aber angelegt und müssen deshalb langsam abgebaut werden. Damit erlangen die Finger ihre volle Freiheit. Interessant ist, dass diese Arbeit die gleichen Akteure des Immunsystems erledigen, die normalerweise Bakterien und Viren zerschneiden.[121]

Neun Monate lang modulieren die Proteine des Immunsystems am heranwachsenden Fetus und tun dies mit der gleichen Kraft, die sonst gegen Eindringlinge und Schädlinge verwendet wird. Allerdings helfen sie dabei, einen neuen Menschen zu formen.

Das erklärt ein Phänomen: Viruserkrankungen während der Schwangerschaft sind darum gefährlich, weil sie die Arbeit des Immunsystems am Fetus stören. Deswegen können durch eine Virusinfektion tatsächlich Missbildungen an inneren Organen oder Gliedmaßen des Fetus auftreten.

Natürlich kommen vom kindlichen Genom die Signale für den Aufbau und die Entwicklung des Kindes, doch geschieht das stets in Absprache mit dem mütterlichen Immunsystem – eine wahre Großleistung der Evolution, die sie in den Körper der Frau gelegt hat.

Das Immunprogramm der Menstruation

Aber auch vor Befruchtung und Schwangerschaft steht das weibliche Immunsystem im Auftrag der Reproduktion. Denn Eisprung und Menstruation sind zutiefst immunologische Vorgänge, die genau geplant und von Mutter Natur fehlerfrei durchgezogen werden müssen. Das Eibläschen ist circa zwei Zentimeter groß, gleicht einer kleinen Zyste, in der die Eizelle schwimmt, die am Tag des Eisprungs freigesetzt werden muss. Allerdings platzt dieser Follikel nicht wie ein Luftballon, den man zu stark aufbläst, sondern wird Objekt eines kurz dauernden Immunangriffes: Zellen, die sonst Bakterien und schädliche Eindringlinge töten, indem sie ein Loch in ihre Zellmembran schießen, brennen auch in den Eifollikel eine kleine Öffnung, durch die dann die Eizelle in die Eileiter entweicht. Die Vereinigung mit den schon wartenden Spermien, die Befruchtung kann beginnen. Aus ihren »biologischen Kasernen« werden die Immunzellen durch den kurzen Östrogenabfall gerufen. Dieser findet immer vor dem Eisprung statt und ist mitunter auch Ursache für die »Ovulationsblutung«, eine kurze und geringe Blutung in der Mitte des Zyklus.[122]

Noch komplizierter geht es bei der Menstruation zu. Hier muss eine ganze Gewebsschicht aus dem weiblichen Körper entfernt werden, nämlich die Gebärmutterschleimhaut, Monat für Monat. Was mitunter sehr schmerzhaft ist und mit Recht als unangenehm empfunden wird, ist der Endpunkt eines hoch komplizierten immunologischen Ereignisses, das vom Körper wie eine »Entzündung« organisiert wird. Den Terminus Entzündung darf man in diesem Zusammenhang nicht falsch verstehen. Gemeint ist damit ein vom Protein Zytokin gesteuerter Prozess, der Gewebe auflösen kann, ohne dass Bakterien oder Viren im Spiel sind.

Wird eine Frau nach dem Eisprung nicht schwanger, so bleiben die Vorbereitungen dafür zwar noch zwei Wochen aufrecht, freilich stößt dann der Körper die für eine Schwangerschaft hergerichtete Gebärmutterschleimhaut wieder ab. Dafür hat die Evolution die Menstruation etabliert. Dieser komplizierte Vorgang ist keineswegs eine simple Ausstoßung von Zellen, sondern wieder ein immunologisch gesteuerter Prozess, bei dem körpereigenes Gewebe aufgelöst und eliminiert wird. Unzählige genetische Befehle müssen dafür aktiviert werden.

Zu Beginn der Menstruation verringern sich die Eierstockhormone Östrogen bzw. Progesteron und lösen damit eine ganze Kaskade von immunologischen Reaktionen aus, die normalerweise nur am Beginn einer Infektionskrankheit auftreten. Man spricht von einer Entzündung ohne Bakterien oder »silent inflammation«, denn diese müssen ja nicht eliminiert werden, sondern lediglich die nicht mehr erforderliche Gebärmutterschleimhaut. Die Immunereignisse sind aber die gleichen wie bei einer bakteriellen Infektion – und das verspüren Frauen in unterschiedlicher Weise. Manche fühlen sich unmittelbar vor Regelbeginn etwas kränklich, bis dann die Blutung eintritt und das Wohlbefinden zurückkehrt.[123]

Auch vor Beginn der Wehen fallen beide Leithormone ab. Dabei handelt es sich aber um ganz andere Hormondosen – kein Vergleich zum Menstruationszyklus. Das Signal für die Wehen kommt immer vom Kind. Dieses weiß, wann es raus muss, und meldet die Botschaft an den mütterlichen Körper, der mit der Kontraktion der Gebärmutter beginnt – ein biochemisches Faszinosum, für das Eva ein gleichsam eigenes biologisches Computerprogramm benötigt. Ansteigendes Kortisol, das Stresshormon des Kindes, welches die Wehen mit auslöst, mindert gleichzeitig den Ruhigstellungseffekt von Progesteron. Dadurch tritt ein relatives Defizit dieses Sexualhormons ein, was letztendlich – entzündungsähnlich – die

Wehen einzuleiten beginnt. Hinzu kommen noch zwei wichtige Hormonakteure: Prolaktin und Oxytocin.

Einen besonderen Auftritt hat das Immunsystem unmittelbar nach der Geburt. Reichte vor der Entbindung der Gebärmuttermuskel bis zum Rippenbogen, so sinkt er unmittelbar nach der Geburt zusammen, hat aber immerhin noch die Größe eines Fußballs, der bis zum Nabel spürbar ist. Innerhalb von zwei Wochen weist er wieder die ursprüngliche Größe einer Birne auf. Enorme Verkleinerungsarbeiten sind dafür vonnöten. Früher lernte man, die Nachwehen wären dafür verantwortlich, um krampfartig die Gebärmutter zu verkleinern. Heute weiß man jedoch, dass es zahlreiche Immunkräfte sind, die ähnlich wie beim Auf- und Umbauen des Embryos in der Frühschwangerschaft die Gebärmutter wieder auf ihre ursprüngliche Größe zurückführen. Nicht mehr benötigtes Gewebe wird abgebaut und wie von unsichtbarer Hand auch gleich entsorgt, oftmals von ziehenden Schmerzen und Krämpfen begleitet. Auch dieses faszinierende Rückbildungsprogramm besitzt nur Eva.

Und das ist ein Grundzug der weiblichen Immunsituation. Höhere und gleichbleibende Geschlechtshormone unterdrücken die Attacken bestimmter Immunzellen, während die Schwankungen der Hormone entzündungsähnliche Vorgänge ermöglichen. Es ist dies ein Prinzip des weiblichen Körpers, das dem Mann fehlt, das aber noch für andere Phänomene vorteilhaft, doch auch nachteilig sein kann.

Durch gezielte Hormonschwankungen, die beim Mann nicht vorkommen, werden wichtige Aufgaben zur Arterhaltung gewährleistet: Eisprung, Menstruation, Geburt sowie Rückbildungsphase des Uterus nach der Entbindung. Das erledigt alles die weibliche Immunwelt und folgt den Anordnungen der Geschlechtshormone, die dafür eigene Konzentrationsbewegungen ausführen müssen. Es ist ein biochemischer Tanz, der die Weitergabe des Lebens ermöglicht.

Diese Auf-und-ab-Schritte sind so gewaltig, dass sie mitunter auch die Seele von Eva belasten und Stimmungstiefs zur Folge haben – vor der Regel und nach der Geburt.

Das Gehirn kann sich während der neunmonatigen Schwangerschaft langsam auf die neue Situation einstellen. Die Geburt hingegen ist ein oft nur Stunden dauernder Akt, gefolgt von einem raschen Absinken der Hormone. Auf diese massive Veränderung reagieren die Rezeptoren, passen sich aber verhältnismäßig langsam an. Das merkt Eva dann und kann darunter sehr leiden.

Frauenleiden und Erkrankungen durch Hormonschwankungen

Die durch die Hormonschwankungen ausgelösten Immunreaktionen können aber nicht nur die Gebärmutterschleimhaut oder die Eibläschen attackieren, sondern richten sich bei Eva auch gegen eigenes Gewebe: die Schilddrüse, Gelenke oder die Myelinscheiden von Nerven. Dies nennt man Autoaggression. Autoaggressive Erkrankungen lassen sich deshalb bei Frauen häufiger beobachten.

Wahrscheinlich war es eine Güterabwägung, die von der evolutionären Weisheit vorgenommen wurde: Darf das Immunsystem für die Erhaltung des Lebens eingesetzt und soll deshalb die Belastung von Eva, häufiger an Immunerkrankungen zu leiden, im Kauf genommen werden? Die Antwort von Mutter Natur war: Ja, das darf sein, denn es ist verhältnismäßig. Deshalb schulden die männlichen Artgenossen den Töchtern von Eva ein großes Dankeschön für dieses Opfer!

Wir ziehen wieder statistische Daten als Beweisführung heran: Tatsächlich sind die Fallzahlen von Autoimmunerkrankungen bei Frauen wesentlich höher als bei Männern.[124] Bei Morbus Hashimoto sieht man es in beeindruckender Weise.[125] Besucht man eine Spitalsambulanz für Schilddrüsenerkrankungen, vermutet man im ersten Moment, in einer gynäkologischen Abteilung zu sein. Die Mehrzahl der dort wartenden Personen sind Frauen. Denn die Immunkräfte von Eva richten sich nicht nur monatlich gegen die Eibläschen, um die Freisetzung der Eizelle möglich zu machen, sondern attackieren manchmal auch die Zellen der Schilddrüse – vielleicht wegen der Ähnlichkeit der Granulosazellen des Eierstocks und der Epithelien der Schilddrüse. Immunglobuline steigen an und bestätigen, dass tatsächlich eine Attacke auf das Schilddrüsenorgan stattfand. Nach einer Schwangerschaft und nach der Geburt ist die Gefährdung dieses Organs größer. Hier gilt es, eine vorsorgende Intelligenz – möglicherweise mit dem Einsatz von Selen – walten zu lassen.

Auch rheumatoide Erkrankungen finden sich beim weiblichen Geschlecht häufiger. Es sind Gelenks- und Knorpelanteile, gegen die das Immunsystem irregeleitet zu streiten beginnt. Rheumaambulanzen bieten daher mitunter ebenfalls das Bild eines gynäkologischen Wartebereiches.[126]

Hormonschwankungen gibt es in der Schwangerschaft selten. Eisprung und Menstruation finden zu jener Zeit nicht statt. Das Immunsystem ist dafür nicht mehr gefordert, und auch die Arbeiten am Embryo sind im zweiten und dritten Trimenon abgeschlossen. In dieser Zeit werden nicht nur Migräneanfälle, sondern auch die Symptome der Multiplen Sklerose (MS) besser, denn das Immunsystem ruht, wacht allerdings nach der Entbindung wieder auf und kann erneut attackieren. Ebenfalls fehlgeleitet, greift es wieder die Isolation der Nervenzellen, die Myelinscheiden an. Dies kann MS-Anfälle erneut auslösen und sogar verstärken. Deshalb soll man auch hier bei MS-Patientinnen nach einer Entbindung auf der Hut sein. Übrigens werden auch rheumatische Beschwerden in der Schwangerschaft besser. Die Hormone schwanken nicht mehr, und das Immunsystem lässt die Gelenkswelt in Ruhe.[127]

Sehr beeindruckend demonstrierte in jüngster Zeit die medizinische Forschung, dass das weibliche Immunsystem dem männlichen weit überlegen ist.

Die Nachricht aus Wuhan

Sehr Aktuelles berichten Forscher aus China. Ausgerechnet in Wuhan erschien Mitte Mai 2021 eine Arbeit, die fast plakativ zeigte, dass die Immunkraft der Frau bei Covid-19 größer ist als die des Mannes.[128]

Es handelt sich um eine Cross-Sectional-Multicenter-Studie, die die Krankheitsverläufe von Covid-19 dokumentierte und dabei feststellte, dass Frauen nicht nur seltener erkrankten, sondern vor schweren Fällen wesentlich geschützter sind als Männer. Ihr Immunsystem scheint einfach besser zu sein. Kommen Frauen in die Menopause, so hebt sich dieser Schutz auf, und der Krankheitsverlauf ähnelt dem von Männern. Daraus leiteten die Forscher ab, dass es im weiblichen Körper Mechanismen geben müsse, die protektiv gegen die Pandemie und gegen die Schwere der Erkrankung wirken. Und dem ist tatsächlich so, wobei es sich nicht um *einen zufälligen* Faktor handelt, sondern um ein immunologisches Konzert, das sich über Jahrmillionen entwickelte, um den weiblichen Körper zu schützen. Die Menopause, schlussfolgerte die Arbeit aus Wuhan, ist ein unabhängiger Risikofaktor für weibliche Covid-19-Patienten. Frauen, die ausreichend Östrogen besitzen, sind offensichtlich besser geschützt.

Allerdings soll dies nicht zu vorschnellen Interpretationen führen, dass Östrogen ein einfacher Schutzfaktor gegen Infektionen wäre. Der Mechanismus ist komplex, hoch differenziert und muss bis ins letzte Detail noch genau erforscht werden.

Um das zu erklären und den besseren Schutz der Frau vor Covid-19 plausibel zu machen, sollten wir uns nochmals den Eierstöcken und der Gebärmutter zuwenden. Zwei Ereignisse dominieren die monatliche Biografie einer Frau, der Eisprung und die Menstruation. In beiden Fällen ist das Immunsystem involviert. Beim Eisprung platzt das Eibläschen und setzt die Eizelle frei, die dann befruchtet werden kann. Man darf sich dies allerdings nicht als zufälliges Geschehen denken. Ganze Bataillone von immunlogischen Reaktionen rücken zur Zyklusmitte an, um in das Eibläschen ein Loch zu brennen, damit die Befruchtung stattfinden kann.

Um in das Eibläschen ein Loch zu bohren und die Gebärmutterschleimhaut aus dem Körper zu entfernen, bedient sich die Evolution der Immunkräfte des weiblichen Körpers: Es sind Immunreaktionen, die letzten Endes aber nicht gegen Viren und Bakterien gerichtet sind, sondern die mithilfe kurzfristiger Entzündungsreaktionen das Eibläschen zum Platzen bringen und die nicht mehr gebrauchte Gebärmutterschleimhaut entsorgen. Man könnte es mit einer abakteriellen Entzündung vergleichen, die nur kurz anhält, um die Aufgaben der Fortpflanzung zu erfüllen.

Um die kurzfristigen Entzündungsreaktionen herbeizuführen, fangen die Hormone des Eierstocks zu zittern an. Sie oszillieren und lösen damit Eisprung und Menstruation aus.

Im Normalfall hemmen die Hormone Progesteron und Östrogen ähnlich wie das Cortisol Entzündungsprozesse. Sie schützen damit den Körper vor überschießenden Reaktionen des Immunsystems. Allerdings zweimal im Monat fällt das Östrogen kurzfristig ab, beim Eisprung und vor der Regel, und lockert die immunologische Handbremse. Damit entstehen für Stunden Entzündungsreaktionen, die den Eisprung und die Menstruation induzieren. Ansonsten aber wachen Östrogen und Progesteron darüber, dass das Immunsystem im Zaum gehalten wird.

Gerade das scheint bei der Covid-19-Reaktion von großem Vorteil zu sein. Denn es ist nicht nur die Infektion als solche, an der Patienten sterben, sondern es ist das »Zytokingewitter«, ein Tsunami des Immunsystems, der auf die Virusinfektion überschießend reagiert und Organe so massiv schädigt, dass dies zum Tod führen kann. Die gleichbleibenden Hormone der Frau können das verhindern, und dies ist einer der Gründe, warum sie vor zu starken Covid-19-Fällen geschützt ist.

In der Zwischenzeit hat die Wissenschaft das mehrfach bestätigt. Es ist vor allem das Interleukin 6, ein Entzündungsparameter, der durch Östrogen ruhiggestellt wird, wodurch Überreaktionen nach der Covid-19-Infektion verhinderbar sind. Kliniker überlegen, was man tun könnte, um »die inflammatorische Suppe zu kühlen«.[129] Dazu laufen auch Studien, bei denen Männer ein Östrogenpflaster erhalten, damit die bei der Infektion entstehende Immunreaktion vermieden wird.

Die erwähnte »inflammatorische Suppe« ist besonders bei übergewichtigen Menschen groß. Das viszerale Fett ist so etwas wie eine körpereigene und permanente Zytokinfabrik, in der Entzündungsmediatoren ständig und oft im Übermaß gebildet werden.

Das macht ein weiteres Phänomen verständlich: nämlich, dass übergewichtige Menschen häufiger an Covid-19 erkranken bzw. sterben. Gewichtsreduktion wäre demnach ein probates Mittel, um präventiv etwas gegen die Pandemie zu machen. Denn das Übergewicht hat noch einen Nachteil, es behindert die Memory-T-Zellen, die auch nach Impfungen für die Immunstärke verantwortlich sind. Von der Grippeimpfung weiß man, dass der Immunschutz bei Übergewichtigen weniger gut ausgeprägt ist als bei Schlanken. Schon allein deswegen wäre zu überlegen, ob man die Impfwirkung nicht verbessern könnte, indem man Menschen vorher zur Normalisierung ihres Körpergewichts rät.[130]

Es gibt aber noch eine Reihe anderer Mechanismen, über die der weibliche Körper geschützter ist als der männliche, letzten Endes auch wegen des zweiten X-Chromosoms, über das der Mann nicht verfügt.

Das letzte Chromosomenpaar ist zwischen Eva und Adam unterschiedlich: Eva besitzt zwei X-Chromosomen, Adam mit seinem Y-Chromosom um vieles weniger Gene. Zwar ist das zweite X-Chromosom teilweise inaktiviert, allerdings kann es in 30 bis 40 Prozent zusätzlich aktiv werden, was einen enormen Vorteil für die weibliche Spezies darstellt. Nicht zuletzt deshalb, weil eines jener Gene, die in die Krankheitsentstehung eingebunden sind, auf diesem X-Chromosom sitzt und bei der Frau wahrscheinlich stärker exprimiert wird.[131] Es handelt sich um das Gen für den ACE2-Rezeptor (Angiotensin-konvertierendes-Enzym-2-Rezeptor), über den der SARS-CoV2-Erreger die Zelle betritt und vor allem nach seinem Durchtritt »verbrannte Erde« hinterlässt. Sobald der ACE2-Rezeptor zerstört ist, kann jenes Molekül, das normalerweise den Blutdruck senkt, den oxidativen Stress verhindert und auch die Entzündungsprozesse mildert, dort nicht mehr andocken. Dies ist ein zweiter interessanter Mechanismus, der den weiblichen Körper schützt.

Darüber hinaus verändert Östrogen den ACE2-Rezeptor so, dass dieses Virus dort nicht wirklich andocken kann, obwohl es die bevorzugte Eintrittsstelle wäre. Verantwortlich dafür sind Glucan-Verbindungen,[132] zuckerähnliche Moleküle, mit denen sich das Virus auf die Zelloberfläche klebt. Zur Veranschaulichung: Schüttet man Zucker aus, entfaltet das eine leichte Klebereaktion. Man bleibt auf der zuckrigen Oberfläche leichter haften, und diesen Mechanismus scheint SARS-CoV2 an den Rezeptor zu binden. Östrogen »entzuckert« den ACE2-Rezeptor, was wiederum dazu führt, dass die Spike-Proteine des Virus dort so nicht kleben bleiben können, wie sie es für eine Infektion eigentlich müssten. Ein weiterer Mechanismus, warum Frauen geschützter sind.

Diese Daten hat eine aufschlussreiche Arbeit aus Boston präsentiert, wobei die Wissenschaftler noch andere Erkenntnisse einfließen ließen, nämlich die Tatsache, dass es regional doch große Unterschiede in der Infektionsrate gab. Natürlich waren auch Japan und Korea von der Covid-19-Infektion betroffen. Zieht man freilich die Anzahl der dort lebenden Menschen und vor allem die Dichte der Population ins Kalkül, ist die zu erwartende Wahrscheinlichkeit, an Corona zu erkranken, dort deutlich geringer als in anderen Teilen der Welt.

Die Autoren aus Massachusetts bringen das nicht nur mit dem Östrogen des weiblichen Körpers in Verbindung, sondern auch mit jenen Östrogenverbindungen, die dort bevorzugt durch die Nahrung aufgenommen werden – vor allem durch das Equol, eine Substanz, die sich in den Darmbakterien von Isoflavonen her bildet. Equol kann offensichtlich das Gleiche: Es entzuckert wie das Östradiol den ACE2-Rezeptor und reduziert damit die Haftfähigkeit des Virus. Obwohl dies natürlich noch weiter untersucht werden muss, stellt es doch einen interessanten Aspekt in der Forschung über die Genese jener Erkrankung dar.

Und dann gab es noch eine andere interessante Beobachtung: Um den seelischen Stress der Erkrankten zu reduzieren, wurde ihnen Fluoxamin verabreicht, zur Beruhigung in der Erkrankung.[133]

Es war eine randomisierte klinische Untersuchung, die demonstrierte, dass die beruhigten Patientinnen auch bessere Überlebenschancen hatten – was man grundsätzlich erwarten würde.

Manche Psychopharmaka haben einiges mit dem Progesteron gemein: So ist Allopregnenolon, ein Verwandter des Progesterons, nicht nur ein endogener Tranquilizer, also ein Beruhigungsmittel, das der Körper selbst herstellt, sondern hemmt auch den Toll-like-Rezeptor TLR4, der ebenfalls für starke entzündliche Prozesse verantwortlich ist.[134]

Beides scheinen Progesteron und manche Psychopharmaka gemeinsam zu haben. Progesteron kommt in ausreichender Menge präferenziell nur im weiblichen Körper vor, darum hat Eva zwei Mechanismen, die vor zu starker Entzündungsreaktion schützen: einerseits das Östradiol durch die Hemmung des Interleukin 6, andererseits das Progesteron über die Unterdrückung des proinflammatorischen Toll-like-Rezeptors.

Und dann kommt beim Progesteron noch etwas anderes hinzu, nämlich die biochemische Nähe zu einem embryonalen Stoff, dem Amphiregulin (AREG), das in der Embryonalzeit die Ausbildung der Alveolarzellen steuert, jener Zellen, über die wir letztendlich den Sauerstoff aufnehmen. Das Progesteron ist ein embryonales Steroid, das die Embryogenese moduliert, manches bleibt auch im adulten Leben noch erhalten und stellt einen großen Vorteil für den weiblichen Körper dar.

Im erwachsenen Leben kann das Progesteron das alveolare Epithel zur Regeneration anregen, es verwendet Interleukin 22, eine »Wiedergutmachungsverbindung« für die Lunge.

Nun ist Covid-19 eine virale Infektion, die Viren betreten die Zelle, zerstören sie bzw. beeinträchtigen deren biochemischen Haushalt derart, dass die anschließend eintreffenden Bakterien alles vernichten. Die Lungenzellen haben gar nicht die Zeit und die Kraft, sich von den viralen Schäden zu erholen.

In diesem Szenario scheint das Progesteron einen hohen Impact zu besitzen. Durch die Stimulation des Amphiregulins baut es nicht nur – wie aus der Embryonalzeit bekannt – neue Alveolarzellen auf, sondern ist auch in der Lage, nach der Erkrankung die von den Viren stark lädierten Lungenzellen zu erneuern. Auch das ist ein weiterer Mechanismus, der erklärt, warum Frauen gegen Covid-19 resistenter sind.

Dass Männer in der Corona-Epidemie im Nachteil sind, zeigen viele Daten und Zahlen. Eine Ursache scheint im Testosteron zu liegen, über das Männer in höherem Ausmaß verfügen als Frauen. Angesichts von Covid-19 ist das starke Geschlecht hier das bei Weitem schwächere.[135] Denn während Östrogen das Ankleben des Virus an den ACE2-Rezeptor reduziert, scheinen Androgene es zu beschleunigen. Es handelt sich dabei um Transmembranserinproteasen (TMBRSS), die genau das Gegenteil machen wie Östrogen. Sie beginnen, über biochemische Scheren an den Spike-Proteinen des Virus herumzubasteln, sodass letzten Endes der Eintritt des Virus in die Zelle schneller vorangeht.

Unsere Gene liegen in unterschiedlicher Form vor, polymorphe Strukturen bewirken den Einzelnukleotid-Polymorphismus, der die gleichen Gene unterschiedlich stark arbeiten lässt. In den südlichen Ländern Europas scheint das Enzym Dehydroxid-Dehydrogenase stärker aktiv zu sein, was eine erhöhte Androgen-Synthese möglich macht. Dass südländische Männer mehr männliche Hormone besitzen, wird immer wieder vermutet. Allerdings steht fest, dass in den südlichen Landesteilen Spaniens, Frankreichs und Italiens die Dehydroxid-Dehydrogenase aktiver ist,[136] so wie das »1000-Genome-Projekt« es zeigte. Damit weisen Männer nicht nur eine erhöhte Androgen-Synthese auf, sondern verfügen auch vermehrt über ein Hormon, das oft im Alter verschrieben wird zur allgemeinen Stärkung und Steigerung der Abwehrkräfte – das DHEA. Obwohl dieser Stoff sehr interessant ist, hat er auch seinen Nachteil. DHEA hemmt die Glucose-6-Phosphatdehydrogenase, über die der Körper normalerweise Radikalfänger herstellt, um sich gegen freie Radikale und Entzündungsbelastungen zu schützen, so vor allem die Glutathiontransferasen.

Liegt die Gefahr einer Infektion vor, und das ist in Zeiten der Pandemie zweifellos der Fall, empfiehlt es sich, zunächst auf dieses DHEA zu verzichten, um alles zu unternehmen, um unsere eigenen Immunzellen zu stärken.

Dies betrifft vor allem die myeloiden Zellen, denen eine Schlüsselposition bei der Virusabwehr zukommt. An sich sind diese Neutrophilen und Monozyten stets zur Stelle, wenn Covid-19 den Körper betritt und eine Immunabwehr notwendig ist. In schweren Fällen hingegen sind diese Abwehrzellen in ihrer Funktion gestört, laufen aus dem Ruder und stehen sich selbst bis zu einem gewissen Grad im Weg. Verantwortlich dafür sind epigenetische Veränderungen, die die normale Entwicklung dieser Zellen irritieren. Neuen Berichten zufolge scheint Beta-Glucan einer der Stoffe zu sein, die die Immunzellen so konditionieren, dass sie abwehrbereit bleiben.[137]

Diese ins Detail gehenden »Lebensgeschichten« des weiblichen Geschlechts offenbaren eine über Millionen von Jahren entstandene Arbeit, die die Evolution in Eva investiert hat – man muss diese Geschichten nur erzählen, und zwar so, dass es verständlich ist und man zu erahnen beginnt, dass hier biologische Schätze verborgen sind, die Männern verwehrt bleiben.

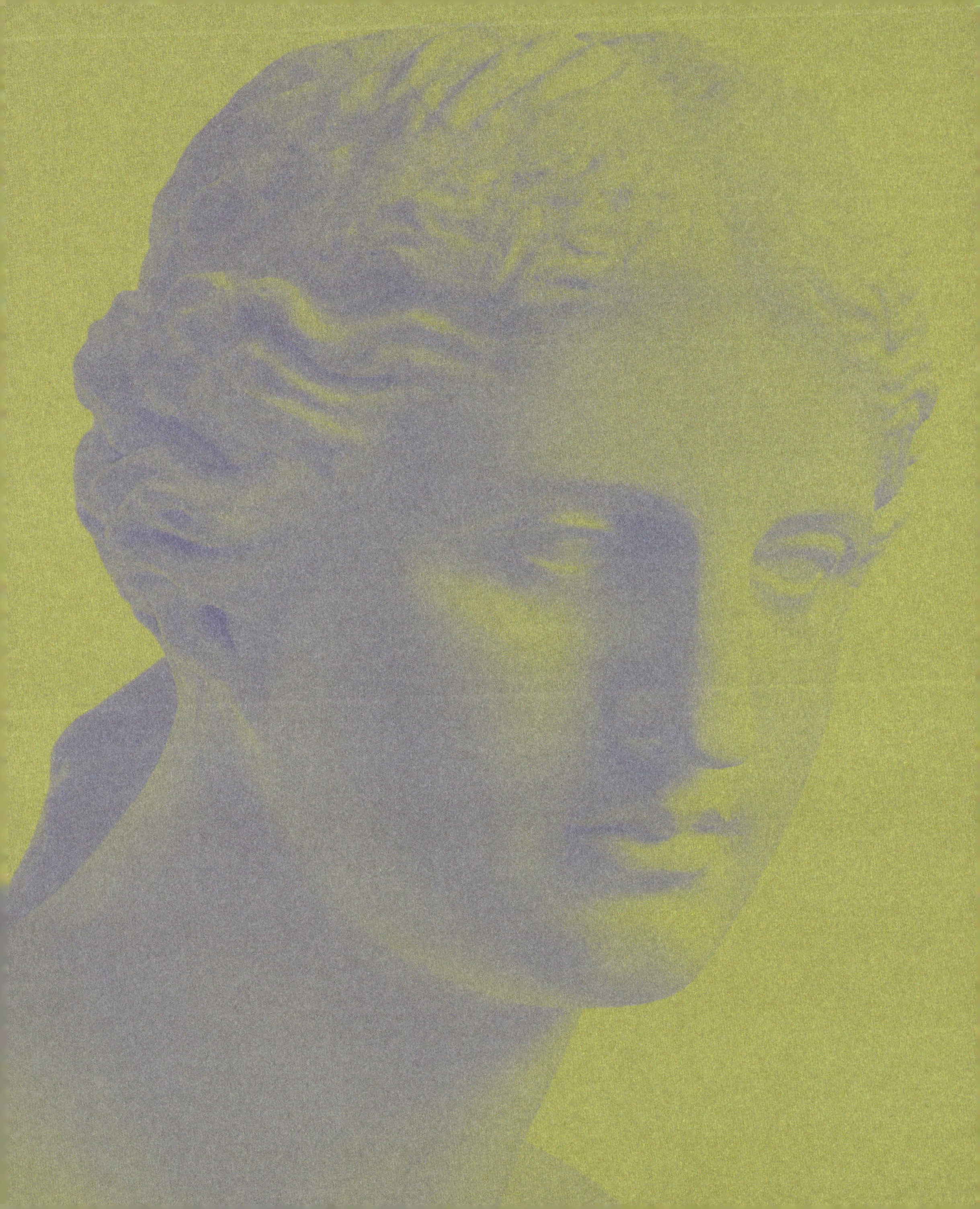

8

Das längere Leben von Eva

Geheimnisse des hohen Alters

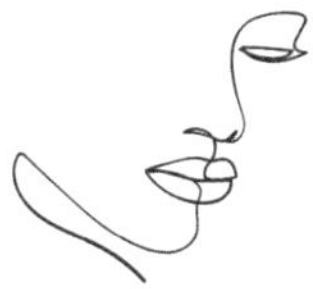

Historiker sind sich einig, dass die vergangenen Zeiten dunkle Jahrtausende für Frauen waren. Ausgesetzt der Willkür des Mannes, ungeschützt vor Schwangerschaft, mussten sie Kinder zur Welt bringen, für sie sorgen, Wäsche waschen und den Haushalt in Ordnung halten. Trotz all dieser Belastung lebten Frauen länger, obwohl man eigentlich vermuten müsste, dass die große Belastung eine Kurzlebigkeit bewirkt hätte. Dem scheint aber objektiv nicht so zu sein.

Der älteste Mensch – eine Frau

Denn nach den bisherigen Dokumenten ist der älteste Mensch eine Frau: Jeanne Louise Calment, geboren am 21. Februar 1875 in Arles und gestorben am 4. August 1997. Sie war der erste Mensch, der erwiesenermaßen das 116. Lebensjahr erreichte und noch bis 122 Jahre alt wurde. Sie erlebte den Bau des Eiffelturms und begegnete 14-jährig dem Maler Vincent van Gogh, er kaufte in einem Geschäft, in dem sie als Verkäuferin tätig war, Malerbedarf. Diese Begegnung blieb ihr lange im Gedächtnis. Allerdings wusste Calment nichts Positives über ihn zu berichten. Angeblich war er schmutzig, schlecht gekleidet und unhöflich. Mit 85 fing Madame Calment eine neue Sportart an, nämlich das Fechten, und fuhr noch als Hundertjährige Rad. Bis zum Alter von 110 lebte sie allein, und erst 1985 zog sie in ein Seniorenheim.

Wieso leben Frauen generell länger? Oft wird behauptet, weil Männer härter arbeiten. So sehen das gerne die Männer. Die Wahrheit ist: Bei Hunden, Löwen und Robben gibt es den Unterschied auch. Es muss also an der Gattung Säugetier liegen.

Begeben wir uns gemeinsam auf Spurensuche. Wir werden dabei auf das lebensverkürzende Imponierverhalten des Mannes stoßen, auf die Autophagie sowie die Telomere, die Stabilisierungskappen der Chromosomen.

Verkürzt Imponiergehabe das Leben der Männchen?

Die Langlebigkeit des weiblichen Geschlechts ist nicht nur beim Menschen anzutreffen, man findet sie auch im Tierreich; nicht nur normale Mäuse, um eines von zahlreichen Beispielen zu nennen, sondern vor allem Breitfußbeutelmäuse zeigen beeindruckend, dass Männchen schneller altern. Unmittelbar nach der Brutsaison beginnen sie, starke Alterungszeichen zu zeigen, und erreichen in den meisten Fällen nicht mehr die nächste Brutsaison. Schnelles Altern sieht man auch beim Edelhirsch oder bei den Kudugazellen. Verständlicherweise wurde in der wissenschaftlichen Community viel nachgedacht, warum dem so sei. Sind es genetische oder hormonelle Faktoren? Ist es der Kampf ums Überleben, den männliche Tiere vermehrt austragen müssen? Hypothesen wurden viele geprüft und auch untersucht. Liegt die Antwort womöglich im aufwendigen männlichen Lebensstil?

Die Evolution arbeitet höchst ökonomisch, sie verteilt unterschiedliche Gaben und spart dafür bei anderen ein. So scheint es auch beim Imponierverhalten der Tiere zu sein, mit dem einerseits geröhrt, kraftvoll gekämpft, andererseits aber auch mit Schönheit gelockt wird. Damit soll das andere Geschlecht angezogen werden.

Interessante Hinweise zeigen, dass Männchen, die in einer promiskuitiven polygamen Gemeinschaft leben und damit ein aufwendiges ornamentales und extrovertiertes Verhalten zur Schau stellen müssen, eine kürzere Lebenszeit haben als die in monogamer Lebensweise Lebenden.[138] Dies lässt vermuten, dass das Imponiergehabe zahlreiche Kräfte bei Männern bindet, die für andere lebensnotwendige Vorgänge dann fehlen. Das Röhren der Hirsche, der hochenergetische Geweihschmuck sind dafür genauso beredte Beispiele wie die wahrscheinlich wärmestauende Mähne der Löwen, die nicht nur körperliche Fitness und gute ausreichende Ernährung, sondern auch einen guten Hormonstatus signalisiert. Das macht Eindruck beim weiblichen Geschlecht. Bemerkenswert ist, dass es sogar klappt, wenn ausgestopfte Mähnen präsentiert werden, auch so werden Weibchen angezogen. Der Preis der dichten Mähnen ist jedoch ein erhöhter Hitzestress, den Männchen aushalten müssen.

Chronische Erhöhung der Körpertemperatur ist auf die Dauer allerdings nicht gesund. Sie führt zu einer verstärkten Radikalbildung in den Gefäßen und Organen und damit wahrscheinlich auch zu einer verkürzten Lebenszeit. Wir wissen, zu viele Radikale im Organismus sind lebensverkürzend. Allerdings »pfeift« die Natur auf diese Lebensverlängerung, wichtig ist die erfolgreiche Reproduktion. Die muss klappen, bevor *er* das Zeitliche segnet.

Dabei vergibt Mutter Natur für diese wichtige biologische Mission die Gaben mit großer Fantasie:[139] Bei ranghohen Mandrelliaffen-Männchen kann die Nasenmitte leuchtend rot imponieren, ebenfalls eine hohe Investition, die der Reproduktion und der Fortpflanzung dient. Aber nicht nur das Gesicht wird maskenhaft eingefärbt, um dem anderen Geschlecht zu imponieren. Es gibt auch das Farbenspiel des Hodens, ja oft des ganzen Hinterteils, das bei ranghohen Männchen der Meerkatzen ein dunkles Blau annehmen kann; andere Männchen werden dadurch eingeschüchtert, während Weibchen angezogen wurden.

Die Evolution investiert aber auch in akustische und olfaktorische Qualitäten, um die Reproduktionsstärke des männlichen Geschlechts darstellen zu können. So korreliert die Ruffrequenz des röhrenden brunftigen Rothirschs eindeutig mit seinem Paarungserfolg. Weiters kann die plötzliche Sekretion von Duftstoffen Gesundheit und Attraktivität symbolisieren. Auch beim männlichen Pfau wird in Schönheit und Kraft investiert. Da sind die prachtvollen Schwanzfedern, die eine kräftige Muskulatur erfordern, anders wäre das Radschlagen nicht möglich. Nach der Brunftzeit werden die Federn sofort abgeworfen.

Das alles sind Vorläufermuster, die dann beim Männchen des aufrechten Ganges in Imponiergehabe und Wichtigtuerei einen Höhepunkt bilden. Sie beginnen, an der Substanz des Mannes zu zehren, und ab diesem Zeitpunkt wird möglicherweise schon der Startschuss gesetzt, der seine Lebenszeit verkürzen kann. Ob sich hier eine Anti-Aging-Strategie anböte, wenn Männer in ihrer Selbstdarstellung etwas leisertreten würden? Ob sie dafür vielleicht einen Facharzt für das Problem der Geltungssucht und Wichtigtuerei aufsuchen sollten?

Die Infektanfälligkeit des Mannes

Häufige Beschwerden in der gynäkologischen Sprechstunde sind vaginaler Ausfluss, Schmerzen im Vaginalbereich sowie Beschwerden im Rahmen der Sexually Transmitted Diseases (STD). Die wahrscheinlichsten Gründe dafür sind Männer. Durchseucht mit ihren STD, haben sie meist keine Beschwerden, geben den Keim aber der Partnerin weiter. Ob der Grund dafür in der männlichen Promiskuität oder in der höheren Anfälligkeit des Mannes für Infekte ist, wird diskutiert und untersucht.

Während nämlich Östrogen und Progesteron die Frau mit einem optimalen Immunkorsett ausstatten, um sie vor Erkrankungen zu schützen, verhält sich dies beim Mann anders. Das Testosteron[140] ist offensichtlich so sehr in das Imponiergehabe involviert, dass es zulasten der männlichen Immunsituation geht. Sie wird schwächer, weil die dadurch freiwerdende Energie wohl für das Imponierverhalten erforderlich ist.

Die Evolution denkt ökonomisch

Diese Haushaltsführung der Evolution kennt man auch von anderen Beispielen. Als die Säugetiere entstanden, mussten viele neue Systeme etabliert werden, dies ging auch auf Kosten von Fähigkeiten, die man bei Vögeln oder Reptilien findet. So besitzen manche Reptilien unabhängig von der Reproduktion eine enorme Regenerationsfähigkeit, die sie in die Lage versetzt, ganze Organe zu ersetzen. Im Kampf oder durch einen Unfall verloren gegangene Körperteile werden nachgebildet, so zum Beispiel die Schwanzspitze bei Eidechsen. Darüber hinaus haben Vögel die Begabung, Erd- bzw. Magnetfelder wahrzunehmen und sich daran zu orientieren. Dafür muss es Organfunktionen geben, die Menschen offenbar nicht besitzen. Ähnliches ist auch bei Fischen der Fall, die häufig Tausende Kilometer zurücklegen, um zielsicher am Ort ihrer Geburt wieder zu laichen, man denke nur an die Lachse.

Der Mann – und das ist gleichzeitig auch seine Schwäche – muss laute und bemerkenswerte Attraktivität beweisen. Er muss im Tierreich ein Geweih ausbilden, den Hoden umfärben oder sich mit »einer Maske« die Farbe seines Gesichts verändern, um dem Weibchen zu gefallen. Dies alles kostet Kraft, bindet Ressourcen und geht unter anderem wahrscheinlich auch auf Kosten seines Immunsystems. So wird *er* anfälliger für Infektionen, aber auch für krankmachende Eindringlinge wie Nematoden, Bandwürmer oder Bakterien. Um es noch einmal zu sagen: Das könnte der Preis sein, den das männliche Geschlecht für die Fitness bezahlt, um dem Weiblichen zu gefallen. Es wäre eine Ursache, warum letztendlich das Leben der Männer gegenüber dem der Frauen verkürzt wird.

Autophagie – Evas Wunderwaffe

Männer habe keine Menstruation, so viel ist sicher. Das erscheint im ersten Moment als großer Vorteil. Ist es wirklich so? Vergegenwärtigen wir uns nochmals die unbekannten Kräfte des Menstruationszyklus.

Die Biografie von Eva ist ab der Pubertät durch die unsichtbare Hand der Hormone in Rhythmen geteilt. Monat für Monat wiederholt sich ein Prozess, der ab dem Teenageralter eingeübt wird. Die monatliche Blutung ist oft schmerzhaft, für viele Betroffene lästig, aber es gibt auch die Erfahrung von Frauen, dass sie sich nach der Regel »gereinigter« fühlen. Modern würde man dazu »Resetting« sagen. Hinter dieser simplen mechanistischen Formulierung versteckt sich aber tatsächlich der wahre »Verjüngungsmodus« der Frau. Die Wissenschaft begann erst vor einigen Jahren, die Hintergründe zu erhellen. Die Schlagworte dazu sind:

- Regeneration durch Recycling
- Verjüngung durch Entsorgung
- Reparatur von Altem

In einem Wort zusammengefasst nennt man das Autophagozytose. Eigentlich bedeutet dieser Begriff, streng aus dem Griechischen übersetzt, »Selbstverdauung«. Aber es wird nichts verdaut. Hingegen werden wichtige zelluläre Erneuerungsschritte gesetzt, die unsere Körperzellen mit allen Organen, ja den gesamten Körper jung erhalten. Im weiblichen Organismus gibt es mehr Regenerationskapazität, mehr Aktivität in Richtung Autophagie als im männlichen.[141] Ein möglicher Grund, warum Männer schneller altern: Sie recyceln ihr altes Gewebe weniger effektiv als das weibliche Geschlecht, unter anderem auch, weil bei ihnen keine Menstruation stattfindet.

Menstruation, Ovulation, Schwangerschaft und die Geburt eines Kindes sind derartige Recyclingprozesse. Man glaubt vielleicht, dass diese Ereignisse nur das jeweilige Organsystem betreffen. Dem ist aber weit gefehlt. Sie beschränken sich nicht nur auf die Fortpflanzungssysteme der Frau, sondern durchziehen den weiblichen Körper. Der ist nämlich durch Menstruation, Schwangerschaft und Geburt auf Autophagie besser vorbereitet als der männliche, sind es doch Ereignisse der »Begrenzung« und »Erneuerung«.

Um das genauer zu verstehen, betrachten wir die Frühschwangerschaft:[142] Während der Embryogenese bildet der Körper nicht nur neues Gewebe, sondern reguliert auch das Heranwachsen des Embryos. So besitzen frühe Embryonen zwischen ihren Fingern noch die erwähnten Schwimmhäute, die allerdings eliminiert werden müssen – das geschieht durch die immunstimulierende Autophagozytose. Auch die väterlichen Mitochondrien müssen nach der Vereinigung von Ei- und Samenzelle entfernt werden. Denn nur die Mutter gibt die Zellkraftwerke an die Kinder weiter, nicht der Vater. Dessen Sperma enthält sehr wohl auch Mitochondrien, die werden aber nach der Verschmelzung mit der Eizelle eingeschmolzen. Diese Auflösung besorgt ebenfalls der autophagozytotische Prozess im Inneren der werdenden Mutter.

Fehlgebildete Proteine, die bei jedem Zellwachstum und damit auch in der Schwangerschaft entstehen, müssen erkannt und sofort eliminiert werden. Das erledigt der Selbsterneuerungsprozess des weiblichen Körpers in besonderer Schnelle. Betreten Bakterien und Keime unseren Körper und werden sie vom Immunsystem zerstört, müssen sie entsorgt werden – auch das leistet die Autophagozytose. Da ist echte Präzision gefragt. Es muss genaues Maß genommen werden zwischen eigenem Gewebe und bakteriellen Eindringlingen. Das rechte Maß zwischen Angriff und Verteidigung erweist sich hier als ausschlaggebend.

Die Immunabwehr muss effizient sein, aber sie muss auch in Grenzen gehalten werden, da ansonsten eigenes Gewebe verletzt wird. Entzündungsprozesse, die bei Erkrankungen stattfinden, müssen nach erfolgter Ausheilung abgebaut bzw. eingebremst werden – ebenfalls Aufgaben der Recyclingprozesse. Im Rahmen des Alterungsprozesses nimmt die Fähigkeit, altes Gewebe zu eliminieren und neues aus den Bestandteilen herzustellen, ab. Je früher diese Fähigkeit verloren geht, desto schneller altert der Körper. Vor allem das Herz und die Nieren sind davon betroffen: Sammeln sich dort unbrauchbare Proteine an, ohne entsorgt zu werden, führt das zu einer Verschlechterung ihrer funktionellen Aktivität. Neueste Erkenntnisse weisen darauf hin, dass auch das zentrale Nervensystem davon betroffen ist. Häufen sich bestimmte »Abfallprodukte« in den Nervenzellen an, die nicht eliminiert werden können, führt das mitunter zur Entwicklung von Morbus Alzheimer und Morbus Parkinson. Auch bei der amyotrophen Lateralsklerose scheint der Autophagieprozess gestört zu sein.[143]

Für den Schutz vor bösartigen Erkrankungen ist die Autophagie ebenfalls von großer Bedeutung, denn Krebszellen können als »alt« und »zu gefährlich« eingestuft werden und werden damit auf schnellstem Weg entsorgt. Das übernimmt der Entsorgungstrupp der Autophagie und schützt dadurch unseren Körper wirkungsvoll vor Krebs.

Bedauerlicherweise gibt es dabei auch einen Pferdefuß: Krebszellen können – weil sie sehr schlaue Zellen sind – den wertvollen Prozess des Recyclings missbrauchen und die biologischen Vorgänge für sich nutzbar machen. Gesundes Gewebe wird abgebaut und Blutgefäße werden neu geschaffen, damit der Tumor, sprich das neue Gewebe (= Neoplasie) ausreichend Nahrung bekommt. Das Wachstum kann beginnen. Deswegen ist das biologische Maß der Autophagie und ihre korrekte Regulierung von enormer Bedeutung.

Durch die Zyklizität des weiblichen Körpers scheint das hervorragend beherrschbar zu sein. Es gibt Tage des Auf- und solche des Abbaus. Neubau und Abbau – alles im Leben hat seine Zeit, nichts sollte zu viel, nichts zu wenig stattfinden.

Selbstverdauungszeiten sind demnach wichtige Lebensphasen, die nicht nur die Embryogenese und die Ausbildung unserer Organe steuern, sondern umgekehrt auch die Organe und die Zellqualität des Körpers regulieren. Die Mannschaft der Zellen für Autophagie screent ständig unseren Körper. Sind Membrane zerstört oder Mitochondrien fehlerhaft, werden sie genauso entsorgt wie missgebildete Proteine, Glykogen oder Nukleinsäure. Im Idealfall wird jeder Fehler erkannt und repariert.

Menstruation als Autophagozytose

Der weibliche Körper ist also im Unterschied zum männlichen durch einen besonderen Mechanismus geschult, den Prozess der Autophagie zu perfektionieren – eben durch die Menstruation, die vom Immunsystem eingeleitet und von der Autophagie ausgeführt wird. Ungefähr 400-mal in einem Frauenleben kommt es zur Menstruation, zur Abstoßung der Gebärmutterschleimhaut. Während das Einschmelzen von nicht ordentlich gefalteten Proteinen oder lädierten Lipiden und Mitochondrien sich im Kleinen abspielt, ist die Menstruation ein autophagozytotischer Prozess im Großen.[144] Ganze Gewebsteile werden abgeschnürt und, falls sie nicht mehr verwertbar sind, über eine dadurch entstehende Blutung aus der Gebärmutter eliminiert. Monat für Monat wird dieses Recycling vorgenommen, die Autophagie bleibt aber dadurch nicht auf die Gebärmutter beschränkt, sondern aktiviert sich in zahlreichen anderen Teilen des Körpers vielfach zum Vorteil der Frau. Das macht auch verständlich, dass manche Frauen sich nach der Menstruation fitter fühlen. Altes Gewebe wurde entfernt und durch Neues ersetzt.

Biologie und die Endokrinologie haben es gut erforscht,[145] wie der weibliche Körper das macht: Da gibt es zunächst ein Leithormon des weiblichen Lebens – Progesteron, das die Eierstöcke immer dann bilden, wenn eine Ovulation stattfand und alles vorbereitet wird, um die richtige Umgebung für eine Schwangerschaft in der Gebärmutterschleimhaut zu schaffen. Tritt diese allerdings nicht ein, so fällt das Progesteron ab und ruft den Recyclingmodus auf. Die Vorbereitungen auf eine Schwangerschaft waren umsonst, die gesetzten Maßnahmen werden beendet, und der Überstand an Gewebe wird durch die Monatsblutung entsorgt. Unmittelbar vor Menstruationsbeginn sinken das Progesteron, aber auch das Schwesterhormon Östrogen ab. Das ist die endokrine Fanfare, mit der die Autophagie auf den Plan gerufen wird. Das endgültige Aus für die Gebärmutterschleimhaut verkündet das Immunsystem. Entzündungsähnliche Substanzen werden freigesetzt, vor allem Zytokine, aber auch Matrixmetalloproteinasen, biochemische Scheren, die die Gebärmutterhaut zerschneiden und sie zu guter Letzt aus dem Uterus herauskatapultieren. Immunbefehle und Autophagie ziehen am gleichen Strang: Erstere beginnen den Prozess, Letztere führen ihn zu Ende.

Das ist das Grundmuster für das Auf und Ab der weiblichen Hormone. Die »menstruelle Fluktuation« wird zu einem Regenerationscode, zu einem »Stirb und werde«, das dem männlichen Körper fehlt.

Wunder Ovulation

Über die Ovulation könnte man lange und vieles philosophieren, Sloterdijk meinte, dass jeder Eisprung den weiblichen Körper in die Lage versetzt, Enklave für neue Inkarnationen zu werden.

Betrachten wir es aber rein mechanistisch: Der Eisprung selbst, das Brennen des kleinen Loches in die Follikelwand ist auch ein Autophagie-Mechanismus, der durch den Östrogenabfall unmittelbar vor der Ovulation sowie durch den Anstieg des follikelstimulierenden Hormons (FSH) aus der Hypophyse angeregt wird. Der FSH- und der LH-Peak bringen den Follikel zur Ruptur, und das mithilfe immunologischer Prozesse und der Autophagie – beide sind auch hier wieder gekoppelt.[146]

Unklar ist, ob in der zweiten Lebenshälfte, wenn die beiden Hormone FSH und LH permanent hoch sind und dies als endokrines Zeichen der Menopause gewertet wird, ebenfalls zu schnell und zu intensiv Signale für die Selbstverdauung abgegeben werden. Das goldene Maß scheint auch hier von großer Wichtigkeit zu sein. Steigt das follikelstimulierende Hormon im Wechsel permanent an, richtet sich seine auflösende Wirkung auch auf den Knochen, die Osteoporose beginnt.[147] Gleichzeitig scheint dieses andauernd erhöhte FSH noch ein anderes Gewebe verdauen zu wollen – nicht das Eibläschen, sondern die große Bauchschlagader. Frauen im Wechsel neigen mehr zum Aneurysma,[148] aber auch die Nieren können Schaden erleiden, und das weiße Fett kann nicht mehr ins braune umgewandelt werden, wenn das FSH hoch bleibt – hier ist die Gynäkologie gefordert. Das wären die Schattenseiten einer überzogenen Autophagie.

Wenn sie aber funktioniert, dann ist diese wunderbare Zyklizität der weiblichen Eierstockprodukte, allen voran Östrogen und Progesteron, ein über Jahrzehnte anhaltendes »Stirb und werde«. Sind beide Hormone voll da, wird aufgebaut, Neues gebildet; fallen sie ab, wird geprüft und das Fehlerhafte entsorgt. Dann beginnt die Arbeit wieder erneut.

Eisen – Gehirn und Autophagie

Wie facettenreich die weiblichen Geheimnisse sind, offenbart sich immer wieder aufs Neue, auch in der schon beschriebenen Menstruation. Betrachten wir das im Blut vorhandene Eisen. Dieses ist lebensnotwendig, agiert es doch als der Sauerstofftransporter unseres Körpers. Eisen ist aber gleichzeitig auch ein freies Radikal, gegen das sich der weibliche Körper besser zu schützen weiß als der männliche.

Unser Blut ist deswegen rot, weil die roten Blutkörperchen reich an Eisen sind, die so die Fähigkeit bekamen, Sauerstoff zu transportieren. Damit dieser Transport funktioniert, muss das Metall hoch reaktiv sein und kann trotz der segensreichen Wirkung des Sauerstofftransportes auch Zellteile belasten.

Man vermutet zu Recht, Eisenverlust sei schlecht. Dem ist auch so, wenn es im Übermaß geschieht. Aber was hat es für eine Bewandtnis, wenn Eisen kontrolliert Monat für Monat abgegeben wird?

Vielleicht ist es doch so, dass die monatliche Blutung und der damit verbundene Verlust des Eisens die Radikalbelastung des weiblichen Körpers vermindert. Denn diese Radikal-Exposition ist bei beiden Geschlechtern an sich durch das Eisen gegeben. Und zu viele Radikale sind auch nicht gut. Kommt unser Gehirn zu intensiv mit Eisen in Kontakt, so können manche Neuronen durch die Radikalwirkung dieses Metalls irritiert und irreversibel geschädigt werden.[149] Die an sich segensreiche Autophagie wird über Gebühr strapaziert und Nervengewebe zerstört.

Bei Eva gibt es dafür in ausreichendem Maß Östrogen, das diesen Prozess begleiten kann. Östrogen hat hier auch eine Anti-Phagozytose-Wirkung. Es verhindert, dass Nervengewebezellen nach der ersten Bekanntschaft mit Sauerstoff frühzeitig entsorgt werden. Diese Autophagozytose ist ein hochsensibler Balanceakt. Einerseits muss altes Gewebe tatsächlich zerstört, andererseits darf gesundes Gewebe dadurch nicht angegriffen werden. Und das Gleichgewicht wird durch die genialen Schwankungen der beiden Haupthormone des weiblichen Körpers, Östrogen und Progesteron, exakt zum richtigen Zeitpunkt bewerkstelligt.

Die Autophagozytose ist ein lebenswichtiger Mechanismus, der auch unabhängig von den weiblichen Hormonen, die ihn aber lenken und optimieren, in unserem Körper abläuft.

Förderung der Autophagozytose

Zwei einfache Maßnahmen können ihn zum Wohl der Gesundheit richtig am Laufen halten. Fasten[150] und Exercise, also weniger essen und ausreichend Körperbewegung. Beides wirkt lebensverlängernd, weil durch sie die Autophagozytose und damit die Selbsterneuerung angeregt wird.

Eine interessante Rolle nimmt beim Prozess der Selbsterneuerung die Substanz Metformin ein. Es ist ein natürlich in der französischen Lilie vorkommender Stoff, der den Insulin- und Glucosespiegel in unserem Körper senkt. Dadurch wird der segensreiche Recyclingprozess stimuliert und die Autophagozytose angeregt. Das klingt doch sehr verlockend, aber Vorsicht! Die gleichzeitige Verabreichung von Metformin und Östrogen kann kontraproduktiv sein, weil beide gegensätzliche Wirkungen haben: Metformin regt die Autophagie an, Östrogen hingegen hemmt sie. Man könnte sich damit behelfen, dass man das eine morgens und das andere (das Östrogen) abends zu sich nimmt.

Das Bemühen, Palliativa gegen das Altern zu finden, fasziniert nicht nur die Gesellschaft, sondern feuert auch die Wissenschaft an. Das Wissen um die biologischen Rhythmen, mit denen die Hormone die Biografie von Eva unterteilen, und die in den jeweiligen Lebensabschnitten vermindert oder verstärkt auftretende Autophagie werden für rejuvenative Disziplinen genützt. Es wird weltweit versucht, mit den die Autophagie verstärkenden Maßnahmen den richtigen Zeitpunkt in der Chronobiologie von Eva zu finden, um lebensverlängernd einwirken zu können.

Frauen haben längere Telomere – altern sie deshalb langsamer?

Ein weiterer Grund, warum Frauen länger leben als Männer, scheint in den Telomeren zu liegen.

Das Wort Telomere stammt aus dem Griechischen und ist aus zwei Worten zusammengesetzt, telos, das Ende, und meros, der Teil. Es ist also ein Endteil, und zwar an jedem der 46 Chromosomen, über die der Homo sapiens verfügt. Diese Chromosomenanteile sind scheinbar funktionslos, sie werden nicht abgelesen und nicht in Proteine umgesetzt, trotzdem kommt ihnen eine magische Aufgabe zu: Sie halten die Zelle jung.

Würden alle Gene unserer Zelle an einem Faden aneinandergehängt werden, so ergäbe das eine Länge von zwei Metern. Und das gilt für jede unserer Zellen. Dieser Lebensfaden wird in 23 Paare geteilt, die Chromosomen, von denen der Mensch 46 besitzt. Bei jeder Zellteilung werden sie dupliziert und an die nächste Generation weitergegeben.

Das Chromosomenende umschließt eine »Kappe«. Sie besteht ebenfalls aus DNA, bietet aber lediglich einen Schutzmechanismus für die darunterliegenden Gene. Bei jeder Zellteilung wird eine Kopie von den Chromosomen hergestellt. Sie bleiben in ihrer Duplizität erhalten, allerdings verkürzen sich diese Schutzkappen im Genom. Unterschreiten sie eine kritische Größe oder eine kritische Länge, so verliert die Zelle die Fähigkeit, sich zu teilen. Es kommt zur Telomerenkrise und damit zum Tod der Zelle. Die Telomerenkrise wird zur Lebenskrise. Deswegen werden diese auf den ersten Blick etwas ausgefranst aussehenden Telomerenstücke auch als Zündschnur des Todes bezeichnet, als Altersuhr, die abläuft, je älter der Mensch wird und je mehr sich die Telomere in ihren Chromosomen verkürzen.

Telomerasen schützen die Telomere

Nun gibt es in unserem Körper Enzyme, die einer Verkürzung der Telomere entgegenwirken und imstande sind, die an sich kürzer werdende Kappe zu verlängern. Diese Enzyme heißen Telomerasen. Sie entscheiden erheblich mit, wie lang eine Zelle leben kann oder wann der Todeszeitpunkt der Zelle gekommen ist. In größeren Mengen kommt dieses Enzym jedoch nur im Embryo vor, wenn das neue Leben zu wachsen begonnen hat. In kleinerer Menge findet man es aber auch in adulten Körperzellen.

Telomere bestehen wie erwähnt aus dem gleichen Material wie die Gene, nämlich aus Basen. Das Neugeborene verfügt bei der Geburt über zwischen 800 und 13.000 Basenpaare, der Mensch verliert in etwa 20 bis 40 Basenpaare pro Jahr. Obwohl bei der Geburt die Telomerenlänge von Mädchen und Buben gleich lang ist, haben im späteren Alter Frauen durchschnittlich längere Chromosomenenden als Männer.

Was mag da wohl wieder dahinterstecken? Man wird es möglicherweise schon erahnen: Wahrscheinlich wieder einmal der einfache Grund, dass Frauen für die Erhaltung der Art wichtiger sind als Männer. Frauen konservieren ihre Telomere besser und verlieren sie im Laufe ihres Lebens auch langsamer. Das bessere Hegen und Pflegen der Telomere wird einer der Gründe dafür sein, warum Frauen länger leben. Aber wie pflegt man seine Telomere? Die Lebensdauer einer Spezies kalibriert die Evolution an der Aufzuchtdauer der Kinder. Vielleicht wird dies über die Telomerase-Aktivität mitgesteuert.

Es sind wieder die beiden X-Chromosomen von Eva, die bis in die Telomerase hineinwirken können:[151] Die Länge der Telomere ist mit dem X-Chromosom assoziiert, dort ruht ein Baustein für das Telomerase-Enzym, das DKC1-Gen. Es codiert das Protein Dyskerin, das wiederum eine wichtige Komponente der Telomerase ist. Polymorphismen in diesem DKC1-Gen sind verantwortlich für die Länge der Telomere in der normalen Bevölkerung.

Die Kindesaufzucht dauert beim Homo sapiens besonders lang, deshalb besitzt der Mensch an sich ein hohes Maß dieses Telomerase-Enzyms, das trotz vieler Teilungen die Zellen fit hält. Vor allem in den Stammzellen, aus denen immer wieder neues Gewebe gebildet wird, ist dieses Enzym stark vertreten.

Und da ist es schon wieder, das Reproduktionshormon Östrogen![152] Es bringt sich gewaltig ein, stimuliert die Telomerase und hält damit die Zellen jung, solange der Menstruationszyklus einwandfrei funktioniert. Der Gegenbeweis ist in der Menopause erbracht. Wenn Frauen in die Wechseljahre kommen, nimmt die Länge der Telomere rasch ab, die Endkappen der Chromosomen werden kürzer, und damit leidet das Genom. Das Altern beginnt merklich.

Es erhebt sich die berechtigte Frage: Was kann nun Eva tun?

So viel wir aus Studien wissen, protegiert unter anderem eine Hormonersatztherapie diese Schutzkappen. Möglicherweise ist dafür das Stickmonoxid mitverantwortlich, das durch Östrogene vermehrt freigesetzt wird. Letzteres regt die endotheliale NO-Synthase (eNOS) an. Das Stickmonoxid wiederum stimuliert die

Telomerase-Aktivität, dadurch werden die Chromosomenendstücke forciert regeneriert. Aber nicht für jede Frau ist eine Hormongabe möglich und auch indiziert. Die Wissenschaft kennt bereits andere Wirkstoffe, die die Telomerase anregen, etwa das Epigallocatechingallat, das im grünen Tee vorkommt.

Schwangerschaft und Telomerase sind eng verbunden. Um die Entwicklung des Kindes sicherzustellen, steht in der Gebärmutter die ganze Schwangerschaft unter dem Stern der Telomerase.

Die Telomerase-Aktivität ist so lange im embryonalen Gewebe nachweisbar, bis die Organe sich über eine gewisse Stufe differenziert haben. Im Gehirn und in der Niere ist die Telomerase über die 16. Woche aktiv, im Herz bis zur 12. Woche. Lunge, Leber und die Tests zeigen die längste Telomerase-Aktivität, nämlich bis zur 21. Woche.[153]

Interessant und auffallend ist: Eine TERT-Aktivität findet sich im erwachsenen Leben auch im Haarfollikel, damit ist die Telomerase in das Nachwachsen der Haare involviert. TERT steht für Telomerase-Reverse-Transkriptase, welche die RNA als Vorlage verwendet und so neue Telomerenanteile zurechtschneidern kann; dieser Mechanismus verhindert offensichtlich den vorzeitigen Haarverlust.

Die Beeinflussung dieser Chromosomenendkappen, nämlich der Telomere, kann man an Zwillingen studieren. Obwohl mit dem gleichen Genom zur Welt gekommen, ändern sich die Telomere bei Zwillingen entsprechend ihrer Lebensart und Lebensweisen im späteren Leben. Sie bleiben ein Leben lang Zwillinge, aber weisen unterschiedliche Telomere auf. Bei aller sonstigen genetischen Gleichheit, die eine gleiche Lebensdauer erwarten ließe, stirbt der Zwilling mit dem kürzeren Telomer häufiger früher als sein Geschwister mit den längeren Telomeren.

Bedeuten kürzere Telomere ein kürzeres Leben?

In-vitro-Befunde sprechen für die Vermutung, dass die Länge der Telomere mit dem Alterungsprozess in einem Zusammenhang steht: Verliert eine Zelle die Chromosomenenden, so sind die Gene vulnerabler, die Zelle stirbt früher ab. Dass dies auch für den gesamten Organismus von Bedeutung ist, haben kürzlich Forscher aus Utah untersucht.[154] Sie griffen auf 20 Jahre alte Blutproben zurück und konnten über diese zwei Jahrzehnte retrospektiv demonstrieren, dass Menschen über 60 Jahre mit kürzeren Telomeren doppelt so häufig in den nächsten 15 Jahren sterben, vor allem an Herzerkrankungen oder an einer Lungenentzündung.

Interessanterweise waren die Telomere von Frauen um dreieinhalb Prozent länger. Möglicherweise ist deren Länge doch eine Erklärung dafür, warum Frauen länger leben. Insgesamt wurden in dieser Untersuchung 150 zufällig ausgewählte Patienten mit einem Alter von über 60 Jahren untersucht. Jene mit kürzeren Telomeren starben achtmal häufiger an einer Infektionserkrankung. Weiße Blutzellen sind einer besonders schnellen Replikation unterworfen, die Wahrscheinlichkeit, dass sie aufgrund kürzerer Telomere absterben, ist deswegen größer, dadurch steigt auch die Infektionsanfälligkeit an. Obwohl bei jeder Zellreplikation die Tochterzellen geringfügig kürzere Telomere aufweisen, schrumpfen bei gesunden Personen diese Chromosomenenden unterschiedlich, da die Telomerase eine gewisse Regeneration garantiert. Frauen sind gegen Infektionen geschützter – vielleicht liegt auch in den Telomeren einer der Gründe für dieses Phänomen.

Östrogene verbessern die Telomerase-Aktivität. Vor diesem Hintergrund müssen die Daten unterschiedlicher Studien interpretiert werden.

Dass verkürzte Telomere bei erkrankten Patienten einen schlechteren Krankheitsverlauf wahrscheinlich machen bzw. auch mit einer höheren Krankheitsanfälligkeit verbunden sind, haben zahlreiche Untersuchungen gezeigt. Bei Mammakarzinom-Patientinnen erhöht sich bei kurzen Telomeren die Metastasierungstendenz.[155] Das Risiko für ein Blasenkarzinom, für Hals-Lunge- und Nierenzellkarzinome steigt und ist mit einer schlechteren Prognose verbunden, wenn die mononukleären Immunabwehrzellen kurze Telomere aufweisen. Gleiches gilt auch für das Prostatakarzinom sowie für das Kolorektale Karzinom.[156]

Das Enzym Telomerase vermittelt nicht nur eine höhere DNA-Stabilität, sondern auch einen verbesserten Reparaturmechanismus innerhalb der Zelle, wodurch die Langzeitimmunfunktion profitiert.[157]

Telomere und Immunfunktion hängen auch deswegen zusammen, weil die Telomerase vor allem in mononukleären Zellen – den Abwehrzellen – des peripheren Blutes aktiv ist, wie wir aus entsprechenden Studien über Infektionen wissen.[158]

Es gibt Zellen in unserem Körper, die diese Telomerase-Enzyme in höherem Ausmaß besitzen, dazu zählen die Haut, die Haare und auch unser Immunsystem. Deshalb nehmen wir an diesen Organen die Alterungsanfälligkeit deutlicher wahr als an anderen. Jeder Mensch altert also in sehr unterschiedlicher Weise in seinem Körper.

Was kann außer Östrogen die Telomerasen anregen?

Lifestyle-Faktoren beeinflussen die Telomerase-Aktivität ebenfalls, was eine weitere Erklärung dafür sein kann, warum bestimmte Risikofaktoren die onkologische und kardiovaskuläre Krankheitswahrscheinlichkeit erhöhen. Vor allem Übergewicht und Insulin-Resistenz reduzieren die Telomerase-Aktivität und damit auch direkt die Länge der Telomere.[159] Bei übergewichtigen Menschen sind die Telomere um durchschnittlich 240 Basenpaare kürzer. Östrogene verbessern nicht nur die Telomerase-Aktivität, sondern optimieren auch die Insulinsensitivität und schützen vor erhöhtem Blutzucker bzw. Diabetes. Damit werden zwei Palliativa gegen das Altern gleichzeitig bedient. Wäre das nicht ein starker Anreiz, auf seinen Blutdruck und sein Körpergewicht zu achten?

Verständlicherweise verkürzt auch Rauchen die Telomere, sind diese doch so sehr radikalanfällig. Inwieweit Antioxidativa, da sie freie Radikale einbremsen, ebenfalls günstig auf die Telomere einwirken, wird derzeit noch untersucht. Vieles spricht jedoch dafür. Gesichert scheint zu sein, dass Vitamin D und Curcuma Schutzfaktoren für die Telomere sind. Sie wirken nicht nur gegen manche Arten von Krebs, sondern auch gegen den raschen Abbau von Telomeren.

In einer großen Untersuchung konnte demonstriert werden, dass Frauen mit einem höheren Serum-25-Hydroxy-Vitamin-D-Spiegel auch längere Telomere in ihren Leukozyten tragen.[160] Dies korreliert invers mit der CRP-Konzentration. Kurze Telomere sind Risikofaktoren für Herz-Kreislauf-Erkrankungen. Der kardiopräventive Effekt von Vitamin D, in zahlreichen Studien demonstriert, erklärt sich möglicherweise durch die stabilisierende Wirkung von Vitamin D auf die Telomere. Vitamin D reduziert proinflammatorische Mediatoren, wie TNF-alpha oder Interleukin 2, die ebenfalls einen ungünstigen Einfluss auf die Telomere haben. Inflammation und oxidativer Stress sind Schlüsseldeterminanten in der Biologie des Alterns und stehen mit den Telomeren in einem engen Zusammenhang. Demzufolge wäre es das Gebot der Stunde, beides so gut wie möglich auf niedrigem Niveau zu halten.

Bewegung und Normalgewichtigkeit sind wichtige Ratschläge, um die Telomere jung zu halten. Epigallocatechingallat aus dem grünen Tee scheint die Gabe der Unterscheidung der Geister zu haben:[161] In Krebszellen vorhanden oder in solchen, die es in Kürze werden wollen, wird die Telomerase gehemmt, die Zellen werden gehindert, sich zu teilen. In den anderen gesunden Chromosomen wird die Telomerase allerdings zugelassen, sie kann sich de facto verjüngen, ohne die Gefahr einer Bösartigkeit einzugehen.

Und dann gibt es noch eine interessante Substanz, deren Ruf schlechter ist als ihre Wirkung. Man hat Folgendes beobachtet: Reduziert man die Blutfett-Oxidation durch die Substanzgruppe der Statine, so kann dies zu einer erhöhten Telomerase-Aktivität und folglich zur Verlängerung der Telomere führen. Gleichzeitig sinkt auch das Risiko für kardiovaskuläre Erkrankungen, das bei kurzen Telomeren erhöht ist.[162] Durch die Normalisierung der Telomere wird die zelluläre Seneszenz in den Endothelzellen verlangsamt und damit auch die Arteriosklerose hinausgeschoben.

Der präventive Einfluss der Statine auf das kardiovaskuläre Risiko wird der Veränderung des oxidierten LDL, einer Erhöhung des HDL-Cholesterins sowie der Unterdrückung inflammatorischer Marker wie des CRP zugeschrieben. Möglicherweise liegt eine Erklärung dafür auch in den Telomeren: Eine Behandlung von endothelialen Progenitorzellen mit Statinen bewirkt eine dreifache Erhöhung der Expression von TRF2, einem wichtigen Telomerenprotein. Der Verlust von TRF2 führt zur Dysfunktion der Telomere.

Die Stabilisierung der Telomere durch Statine könnte eine ursächliche Erklärung für ihren kardioprotektiven Effekt sein. Zusätzlich mobilisieren Statine auch endotheliale Progenitorzellen aus dem Knochenmark, was die Reparatur von Blutgefäßen beschleunigt. Während TRF1 ein negativer Regulator der Telomerase-Aktivität ist, stabilisiert TRF2 die Telomere und verhindert damit ihre

Dysfunktion. Die verstärkte Produktion von TRF2 hat gleichzeitig auch einen protektiven Schutz gegen oxidativen Stress. Deswegen wird gemutmaßt, ob Statine zu einer Rejuvination von endothelialen Progenitorzellen führen; dies betrifft auch die Migrationsfähigkeit der endothelialen Stammzellen. Erwähnenswert in diesem Zusammenhang ist, dass auch Östrogene den Cholesterinspiegel senken können.[163]

Stress und Telomere

Stress in seinen vielfältigen Formen scheint ein besonderer Feind der Telomere zu sein. In der Medizin wird Stress als neuroimmunologische Überreaktion auf Zellebene gesehen. Das lässt sich mit molekularbiologisch nachweisbaren Methoden auch als Zytokinsturm messen.

Bei der Stressbewältigung ist jedermann seines Glückes Schmied. Der weibliche Körper hat allerdings ein Anti-Stresshormon – Progesteron, auf das noch eingegangen wird. Beruhigt es unsere Seele, so schützt es auch die Telomere.

Denn: Psychischer Stress hat einen ungünstigen Einfluss auf die Telomerase-Aktivität. Die Adrenalin-Ausschüttung – gemessen im Urin – korreliert indirekt mit der Telomerase-Aktivität[164] – ein Hinweis, dass seelischer Stress lebensverkürzend über die DNA wirkt. Diese Entdeckungen sind bahnbrechende Erkenntnisse für das, was der Volksmund schon lange in einem Satz zusammenfasst: »Kränken macht krank.«

Oxidativer Stress unterdrückt die Telomerase-Aktivität in der Gefäßmuskulatur, aber auch in den Endothelzellen.[165] In vivo konnte ein Zusammenhang zwischen der Länge von Telomeren und dem oxidativen Stress gefunden werden.[166]

Inflammation im weitesten Sinn ist ebenfalls ein Risiko für intakte Telomere: Oxidiertes LDL ist invers assoziiert mit der Telomerase-Aktivität in mononukleären Zellen des peripheren Blutes, was zur Arteriosklerose, zur Zunahme gefährlicher Adhäsionsmoleküle sowie zur proinflammatorischen Zytokin-Produktion durch die mononukleären Zellen führt. Proinflammatorische Zytokine beeinflussen die Telomerase-Aktivität ungünstig.[167] Umgekehrt hemmen Östrogene die entzündungsfördernden Stoffe.

Östrogen besteht lediglich aus 18 Kohlenstoffatomen, ist also eigentlich ein kleines, aber uraltes Molekül. Wahrscheinlich hat es sich so lange in der Erdgeschichte gehalten, weil es so kostbar ist, und vermutlich hat es der Weltenbaumeister beim Erscheinen der Säuger mit dem Kostbarsten betraut, was Mutter Natur bewegt: der Reproduktion. Auch an den Telomeren zeigt es sich: Östradiol schützt die Zelle nicht nur vor ihrer Telomerenkrise und damit vor der Lebenskrise, indem es die Telomerase anregt, sondern kann auch all das bereitstellen bzw. bewirken, was den Telomeren sonst noch guttut: Es schützt vor freien Radikalen, wirkt entzündungshemmend, verbessert wie Metformin den Zuckerhaushalt und senkt wie die Statine den Cholesterinspiegel.

Man fragt sich natürlich mit Recht: Hat es diese schlechte Reputation, die dem wertvollen Östrogen von so vielen Seiten entgegenschlägt, wirklich verdient?

Telomere und Keimzellen – wenigstens einmal haben Männer Vorteile!

Während der weibliche Körper privilegiert ist, da er durch Östrogene den raschen Zelltod verhindert und die Kappenenden der Zellen erneuert, ist das in der Eizelle nicht so. Dort gibt es keine Telomerase, dort wird von Jahr zu Jahr der Chromosomensatz fragiler, und das ist auch einer der Gründe, warum mit zunehmendem Alter es immer schwieriger wird, schwanger zu werden. Die Telomere der Keimzelle, im Unterschied zu den Körperzellen der Frau, die jung erhalten werden, sind Telomerase-frei und damit nicht regenerationsfähig.

Anders verhält es sich beim sonst unterprivilegierten Mann. Er kann in den Spermienvorstufen die Telomere sehr wohl ergänzen, und interessanterweise: Je älter der Mann ist, desto besser sind die Chromosomenenden, das heißt Telomerenstücke in den Spermien.

Hinzu gesellt sich ein weiterer Aspekt, der dem Hoden zugutekommt, der doch wesentlich einfacher gestrickt ist als die Eierstöcke der Frau: Männliche Keimzellen und deren DNA ruhen sehr lange und bleiben von der leistungsassoziierten Irrtumsanfälligkeit eine Zeit lang verschont, denn sie werden nach der Geburt in »einen Kühlschrank gelegt«. Bekanntlich deszendiert der Hoden aus der Körperhöhle mit 37 Grad Innentemperatur nach außen, wodurch die Temperatur absinkt. Außen herrscht die jeweilige Umgebungstemperatur, und die Keimzellen mit ihrer DNA werden so aufbewahrt, wie sie es brauchen. Unterbleibt die Deszendierung und wandert der Hoden nicht nach außen, nehmen die männlichen Keimzellen Schaden. Ob sich der Hoden bereits im Hodensack befindet, ist ein Reifezeichen eines neugeborenen Jungen und muss auch gleich entsprechend nach der Geburt überprüft werden.

Die weibliche Eizelle steht unter einem höheren Leistungsdruck, sie vollzieht – förmlich selbstständig – die ersten Befruchtungsschritte, deshalb müssen die dafür notwendigen Befehle – RNA-Moleküle – in ihrem Cytoplasma bereits vorbereitet werden. Für diese Arbeiten benötigt der Eierstock die physiologische Körperwärme. Er bleibt daher in der Körperhöhle und tritt nicht wie der Hoden nach außen in eine abgekühltere Umwelt. Allerdings hat die höhere Innentemperatur ihren Preis. Der Eierstock kann zwar viel mehr als der Hoden, doch seine Eizellen werden ab der vierten Lebensdekade anfälliger für Chromosomenbrüche. Als Folge wird die Frau in diesem Lebensabschnitt seltener schwanger, vor allem aber spult auch der Eierstock die im ganzen Körper laufenden Apoptosen (Zellen-Selbstmordprogramme) ab. Dies geschieht so lange, bis in der fünften Lebensdekade die Menopause eintritt.

Verständlicherweise fragt sich die Wissenschaft: Was kann man tun, um die Eierstöcke in ihrer Aktivität zu verlängern und die Menopause möglicherweise hinauszuzögern? Verschiedene Stoffe werden dafür zurzeit klinisch erprobt.[168] Summarisch aufgelistet sind es: Melatonin, Inositoltriphosphat, Vitamin D, Hemmung der Cyclooxygenase 1, Hemmung von TOR (mechanistic Target of Rapamycin – eine wichtige Signalkette für das Wachstum von Zellen), Nikotinamid-Mononukleotid, Sirtuine, Coenzym Q10, Quercetin, Resveratrol. Der neueste und vielleicht erfolgversprechendste Kandidat ist der Bridge Inhibitor 2, mit dem allerdings erst die Studien beginnen.

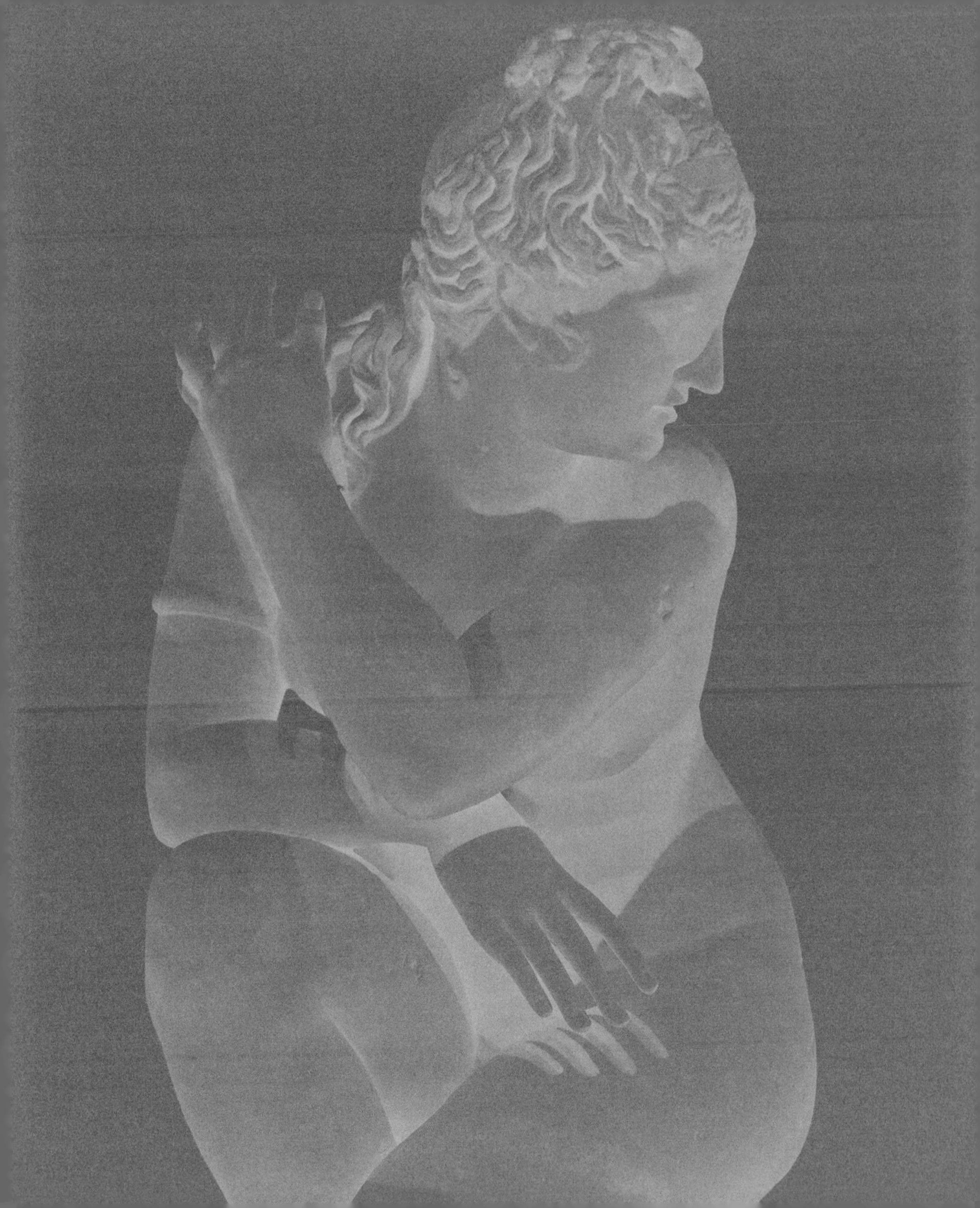

9

Wachsam, merkfähig, nachhaltig

Das weibliche Gehirn

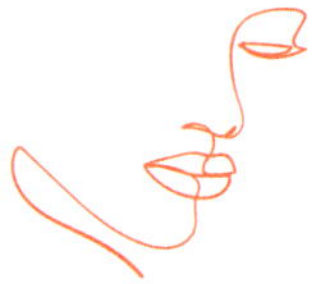

Dann und wann traf ich Prof. Antal Festetics im Korridor des Hauses, wo er wohnte und ich meine Sprechstunde hatte. Festetics hatte ein bewegtes Leben hinter sich. Er wurde in Budapest geboren und nach der kommunistischen Machtübernahme zum Klassenfeind erklärt, enteignet und in ein Zwangslager deportiert. Beim Volksaufstand 1956 konnte er kurz das Lager verlassen und dolmetschte auf Bitten des US-Senators Pell Kardinal Mindszenty, der ebenfalls aus dem Gefängnis befreit wurde – nachdem er zusammen mit Festetics' Onkel Fürst Paul Esterházy vom kommunistischen Volksgerichtshof in einem Schauprozess zu lebenslanger Haft verurteilt worden war.

Er schaffte es schließlich, nach Österreich zu gelangen, und wurde ein Schüler von Konrad Lorenz. Sein Weg schien damit vorgegeben zu sein, denn sein Interesse galt der Verhaltensforschung. Es gelang ihm in brillanter Weise, Parallelen zwischen dem Menschen und den Wildtieren herzustellen, und darüber erzählte er immer wieder bei unseren kurzen Gesprächen auf dem Flur.

»Ich darf Ihnen eine dieser Begebenheiten schildern, denn sie hat für Ihr Fach vielleicht eine Bedeutung.« So berichtete er mir eines Tages, dass er Aufzeichnungen eines Ur-Verwandten, der Kämmerer bei Kaiserin Maria Theresia war, gefunden hätte. Aus diesen Tagebüchern verriet er mir ein interessantes Detail: Die habsburgische Herrscherin war ja oft schwanger, hatte zahlreiche (16) Kinder und führte daneben dennoch eine kluge Regentschaft über ihr Reich. Wenn die Kaiserin wieder guter Hoffnung war, bemerkte das der Hofstaat sofort: Schwangerschaftstests aus der Apotheke gab es zu dieser Zeit keine, aber das war offensichtlich gar nicht notwendig.

Der Kämmerer beschrieb, dass man an der besonders ruhigen und klugen Art, mit der Maria Theresia auch schwierige Situationen meisterte, sofort erkannte, dass sie sich in anderen Umständen befand und sich erneut Nachwuchs ankündigte. Die Schilderung dieser Begebenheit am kaiserlichen Hof erfreute ganz besonders das Herz des Verhaltensforschers.

Progesteron – Hormon der Weisheit

Diese Anekdote beleuchtet einen Prozess, der in der Endokrinologie seit Kurzem bekannt ist: Das Haupthormon der Schwangerschaft, Progesteron, bewirkt nicht nur die Einnistung in der Gebärmutter und überwacht nicht bloß die Schwangerschaft, sondern es beruhigt auch. Progesteron ist ein Hormon des Gehirns, es verbessert seine Fähigkeit auf vielen Ebenen und adjustiert die weiblichen Nervenzellen für die kommenden Großleistungen Schwangerschaft und Geburt. Aber das »umsichtige« Progesteron geht noch weiter und bereitet Eva schon zu diesem frühen Zeitpunkt darauf vor, während der folgenden Jahre nervlich gut gerüstet für die Aufzucht des Kindes zu sein.

Zum großen Glück aller verfügt der weibliche Körper über hohe Mengen des Wunderhormons. Allerdings nicht immer, sondern nur, wenn es wirklich gebraucht wird. So wird es einerseits nach dem Eisprung für zwei Wochen im Eierstock gebildet, andererseits während der Schwangerschaft. In jener Zeit ist die Plazenta der Hauptbildungsort.

Die intensive Wirkung von Progesteron auf Sinnesorgane und Gehirn merken viele Frauen, wenn sie schwanger sind, und erklärt auch ein Phänomen: Spaziert eine Schwangere mit ihrem Mann über den Markt und registriert plötzlich einen besonderen Geruch, zum Beispiel den von Tomaten, so kann es sein, dass nur ihr jener besonders intensive Geruch auffällt. Der männliche Begleiter riecht das möglicherweise nicht oder bestreitet sogar, dass ein derartiges Gemüse in der Nähe sei. Es kann sogar vorkommen, dass diese olfaktorische Leistung vom begleitenden Herrn gar nicht ernst genommen wird, in der Annahme, alles sei lediglich Einbildung, bedingt durch die Schwangerschaft. Tatsächlich riecht es aber dort genau so, wie die Frau es registriert. Dazu gibt es auch eine plausible wissenschaftliche Erklärung. Unter dem Einfluss von Progesteron und dem Hormon Prolaktin,[169] das der weibliche Körper in der Hirnanhangsdrüse bildet, vermehren sich die Neuronen im Riechkolben eben dort, wo die Riechempfindungen stattfinden. Riechen ist wichtig, alles oder besonders gut zu riechen kann aber auch eine Last sein. Tatsächlich empfinden gerade schwangere Frauen dies manchmal auch als unangenehm, zumal ja nicht nur gute Gerüche vermehrt wahrgenommen werden. Nichtsdestotrotz steckt doch ein kleines evolutionäres Wunder dahinter. Um eine gesunde Nahrungszufuhr des Kindes – und das ist die wahrscheinlichste Erklärung dafür in einer Zeit, wo es noch keine standardisierte Babynahrung gab – sicherzustellen, stattete die Evolution die weibliche Nase mit einem zusätzlichen Plus für das olfaktorische Sensorium aus. So kann die Mutter unterscheiden, ob ein Nahrungsmittel noch genießbar ist oder nicht. Dies ist natürlich nur ein kleines Phänomen für ein großes Ereignis, nämlich, dass die weiblichen Hormone gestaltende Kraft im Gehirn besitzen, die dem männlichen Gehirn fehlt. Wer kann schon sein Riechorgan für eine umschriebene Zeit aufpeppen? Dazu ist nur die schwangere Eva mithilfe der Hormone imstande.

Progesteron – Hormon der Regeneration

Um die Auswirkungen des Neurohormons Progesteron noch in einem anderen Fall deutlich zu beschreiben, muss man ein dramatisches Ereignis heranziehen. Forscher untersuchten das Schicksal von Frauen, die bei einem Motorradunfall ein schweres Schädel-Hirn-Trauma erlitten hatten. Es ist dies ein furchtbares Erlebnis für alle, die Betroffenen und ihre Angehörigen. Ereignete sich der Unfall in der zweiten Zyklushälfte, also zwischen Eisprung und Blutung, in einem Zeitintervall, in dem der weibliche Körper normalerweise über ein hohes Progesteron-Niveau verfügt, so waren die Heilungschancen viel größer, als wenn der Unfall während der Menstruation oder in der ersten Zyklushälfte passierte. Die Heilung und Regeneration des Gehirns nach so einem schweren Trauma dauert normalerweise sehr lange, aber in dieser Studie konnte eindeutig ein Vorteil bei jenen Frauen herausgearbeitet werden, deren Unfall in die Progesteron-Phase fiel.[170]

Die Forscher begaben sich auf Detailsuche, warum dem so sei. Sie stießen auf den endokrinen Zusammenhang, der auch in der Studie angeführt wird. Es schien tatsächlich das wundervolle Werk des Progesterons gewesen zu sein, welches die Regeneration des Gehirns induzierte. Bekannt ist, dass Progesteron nicht darauf angewiesen ist, erst in das Gehirn transportiert zu werden, wenn es gebraucht wird. Für Notfälle und zur Beruhigung Evas kann es zwischendurch auch vor Ort metabolisiert werden.

Damit ist dieses Eierstockhormon so wichtig, dass es auch in der Kommandozentrale, unserem Gehirn, produziert und weiterverarbeitet werden kann. Man spricht dann nicht vom Eierstockhormon Progesteron, sondern von einem Neurosteroid, und derer gibt es viele.

Étienne-Émile Baulieu, ein berühmter französischer Endokrinologe, war einer der Ersten, der in einer oft zitierten Arbeit darauf aufmerksam macht, dass Progesteron die Myelinscheiden, also die weiße Substanz im Gehirn verbessert.[171]

Beobachtet man den Alterungsprozess des Großhirns, so bemerkt man – das hatte Baulieu wunderbar beschrieben –, dass nicht so sehr die graue Substanz weniger wird, sondern vorrangig der weiße Nervenanteil – die Myelinscheiden, die durch das Progesteron restituiert werden können. Im Unterschied zum Mann besitzt das weibliche Gehirn damit fantastische Reparaturmechanismen, und man rätselt nicht zu Unrecht, warum die Natur ihre Gaben so ungleichmäßig verteilt hat. Ein vielleicht nicht allzu hypothetischer Grund besteht wieder darin, dass für die Erhaltung der Art, für die Aufzucht des Neonatus Mutter Natur wusste, dass das mütterliche Gehirn eine höhere Verantwortung trägt und deshalb von der Evolution auch privilegiert wird.

Eierstöcke umspannen das weibliche Gehirn mit einem Schutzmantel, der den Männern fehlt. Freilich hat Progesteron im Gehirn noch andere Funktionen, die weit über Schutz und Regeneration hinausgehen: Es greift in die direkte Arbeit des weiblichen Gehirns ein. Würde man den biochemischen Stoffwechselweg von Progesteron im Gehirn skizzieren, ergäbe das eine lange Liste.

Progesteron – Hormon der Beruhigung

Progesteron regeneriert nicht nur das Gehirn, es beruhigt dieses auch und wirkt stimmungsaufhellend, so als wollte Mutter Natur die Frau vor dem Stress einer bevorstehenden Geburt seelisch schützen. Man kennt in der Zwischenzeit auch den Mechanismus, über den sich dies im weiblichen Körper ereignet: Progesteron ist in der Lage, den Gammaaminobuttersäure-, kurz GABA-Rezeptor zu besetzen – jenes Schlüsselloch an der Zellmembran, durch das Psychopharmaka wie Diazepam und seine verwandten Stoffe Nervenzellen betreten –, um zu beruhigen, entspannen und besänftigen. Progesteron wirkt auf wundersame Weise genauso, da es auch den GABA-Rezeptor benützt. Salopp gesagt könnte man Progesteron auch als Psychotherapeutikum des weiblichen Körpers bezeichnen.[172]

Man wage nun eine Spekulation: Möglicherweise hätte es in der Geschichte große Vorteile gebracht, wenn auch das männliche Gehirn mehr von diesem Progesteron besäße. Unter Umständen hätte man sich dann auch mehr Konflikte und Kriege erspart.

Für die Wirkung von Progesteron auf die Psyche gibt es auch eine statistische Beweisführung. Es sind wieder die Zahlen, die von den Krankenkassen erhoben werden und eine klare Sprache sprechen. Betrachten wir erneut die Verschreibungszahlen diverser Medikamente: Sie werden nach Zahl, Geschlecht und Alter geordnet, aber natürlich auch nach den Kosten. Dieser Posten interessiert die zahlenden Krankenkassen vorrangig. Analysiert man allerdings, wann und wem Psychopharmaka verschrieben werden, so sieht man eindeutig, dass ab der Lebensmitte der Bedarf bei Frauen um das Mehrfache ansteigt.[173]

Natürlich gibt es dafür auch andere Erklärungen als den Grund, den wir näher beleuchten möchten, nämlich die Menopause. In diesem Lebensabschnitt sind oft die Kinder außer Haus. Die Frau ist mit ihrem Mann vermehrt allein, im Beruf ändert sich manches, und so beginnt sie zu grübeln. Nachdenken kann dabei hilfreich sein, weil Eva auf vieles stößt, was gut oder weniger gut war in ihrem Leben, sodass schlussendlich psychopharmazeutische Hilfe in Form von Beruhigungstabletten notwendig wird. Es kann aber auch sein, dass Eva die rosarote Brille endgültig ablegt und erkennt, dass der Mann an ihrer Seite zu diesem Zeitpunkt nicht mehr das ist, was er mit 20 einmal war. All das kann sich zu Lebenskrisen auswachsen, sodass der Bedarf an Psychopharmaka ansteigt, was in den Verschreibungsraten einschlägiger Psychopharmaka deutlich sichtbar wird.

Dafür gibt es auch eine hormonelle Erklärung, die mit der weiblichen Reproduktion zusammenhängt: In der Lebensmitte fällt das Progesteron Schritt für Schritt aus. Weit vor der eigentlichen Menopause beginnen monophasische Zyklen. Das bedeutet, es findet kein Eisprung statt und Progesteron fehlt, wodurch die Tendenz zu depressiven Stimmungen und Angstzuständen zunimmt. Von den betroffenen Frauen hört man dann nicht selten, dass sie recht depressiv sind, sich am liebsten aus dem Fenster stürzen möchten, ungeachtet dessen, dass sie eine glückliche Ehe führen, nette Kinder haben und es ihnen finanziell an nichts fehlt. Selbstverständlich ist bei solch einer Konstellation die Kooperation mit dem Psychiater und einem Neurologen wichtig, allerdings sollte man nicht vergessen, dass es auch der Progesteron-Mangel sein kann, der solche Stimmungsschwankungen hervorruft. Und auch hier soll die Erkenntnis nochmals erwähnt werden: »Wer heilt, hat recht.« Bietet man Progesteron als Therapie an und die Stimmung verbessert sich schlagartig, so ist das sicher der richtige Weg.

Wenn Eva sich für eine hormonelle Therapie entscheidet, gibt es auch hierbei einiges zu beachten. Zum einen sollte immer das bioidente Progesteron verwendet werden, das die Eierstöcke selbst bilden. Zum anderen möge es nicht kontinuierlich, sondern sequenziell verwendet werden, folglich nicht jeden Tag, sondern bis maximal 14 Tage pro Monat, bevorzugt in jener Zeit, die der Progesteron-Produktion in der Gelbkörperphase entspricht.

Das weibliche Gedächtnis

Der Hippocampus – das kleine Seepferdchen – ist eine interessante Region mitten im Gehirn. Dort befindet sich eine extrem wichtige Schaltstelle: der Zeitregulator, der uns einerseits das Vergehen der Zeit dokumentiert und andererseits Sitz des Gedächtnisses ist. Frauen haben einen besonders gut ausgeprägten Hippocampus und verfügen deswegen auch über eine bessere Gedächtnisfähigkeit als Männer. In langjährigen Beziehungen staunt Mann immer wieder, was sich Eva so alles gemerkt hat. Und noch etwas fällt auf: Die Zugangsgeschwindigkeit zum richtigen Wort ist bei Frauen scheinbar schneller. Da wird nicht lange nach Worten gerungen, die passende Replik erfolgt prompt. Typisch Eva. Aber warum ist das so? Ist vielleicht die Antwort wieder die gleiche: weil es der Reproduktion dient? Ja. Für die Weitergabe des Lebens und die Aufzucht des Kindes dürfte es notwendig sein, dass das weibliche Gehirn sich mehr merkt als der Mann. Selbstverständlich gilt das nicht für alles und für jeden, aber für die Bereiche, die für Kind und Familie besonders wichtig sind, sehr wohl.

Fällt Östrogen in der Lebensmitte ab, dann spüren manche Frauen den Unterschied. Sie merken sich plötzlich vieles nicht mehr, leiden unter Wortfindungsstörungen und müssen sich alles aufschreiben. Ein seltsames Phänomen, das Eva bis dato so nicht kannte. Obwohl sie immer ein phänomenales Gedächtnis hatte, müsse sie nun beginnen, sich Telefonnummern, Zahlen oder andere Dinge zu notieren. Dass viele Betroffene darunter leiden, versteht sich von selbst. Auch hier hat die moderne Endokrinologie diesen Sachverhalt näher untersucht und teilweise klären können. Es wurden MR-Untersuchungen des Gehirns bei Frauen, die plötzlich mit Beginn der Menopause an Gedächtnisschwierigkeiten litten, gemacht. Man fand Erstaunliches: Je niedriger der Östrogenspiegel, desto mehr Gedächtnisprobleme traten auf und desto kleiner war der Hippocampus.[174] Führte man aber Östrogene zu, so konnte man fast zusehen, wie der Hippocampus mit der Zeit wieder an Größe zunahm. Die MR-Bilder wurden genauestens vermessen und zeigten ein Phänomen, das in diesem Ausmaß bis dato noch nicht bekannt war. So einfach es ist, diese Bilder zu betrachten, den Hippocampus zu vermessen und auch die Zunahme der Gedächtnisverbesserung zu bestaunen, so kompliziert sind die biochemischen, metabolischen Abläufe im Hintergrund zu erkennen, die den Schutzmechanismus des Östrogens auf den weiblichen Hippocampus ausüben. Auch damit wird wieder bestätigt: Über Millionen von Jahren hat sich die Natur vieles für Eva einfallen lassen müssen, um die Weitergabe des Lebens mit raffinierten und schützenden Mechanismen sicher und nachhaltig zu ermöglichen.

Das Gedächtnis, so wird immer wieder gesagt, lässt im Alter nach und ab der Menopause ganz besonders. Ist es ein Schicksal, das wir ertragen müssen? Soll man es hinnehmen oder gibt es etwas, dass zumindest Eva wissen sollte und versuchen könnte? Ein aktuelles Beispiel könnte das beantworten.

Die Botschaft von Emma Freud

Emma Freud, die 60-jährige Ururenkelin von Sigmund Freud, hat sich vor Kurzem geoutet:[175] Sie hätte seit Beginn der Menopause zunehmend an Gedächtnisverlust gelitten, der sich jetzt – und das ist das Erstaunliche an ihrer Äußerung –, da sie keine Hormonersatztherapie im richtigen Zeitfenster bekam, zu einem Morbus Alzheimer weiterentwickelt hat.

Natürlich kann man den speziellen Fall aus der Ferne nicht im Detail beurteilen, aber im Kern stimmt die Aussage. Es ist nämlich richtig, dass Frauen in der zweiten Lebenshälfte ein höheres Risiko haben, an Morbus Alzheimer oder einer anderen Form der Neurodegeneration zu erkranken. Dies hängt nicht nur mit ihrer längeren Lebenserwartung zusammen, sondern auch mit dem Faktum der Menopause.

Von Natur aus verfügen Frauen über eine bessere Energieversorgung des Gehirns, die allerdings in der Lebensmitte nachlassen kann. Leider konvertiert der Vorteil von früher in einen späteren Nachteil. Obwohl es letztendlich noch nicht geklärt ist, warum jemand an Morbus Alzheimer erkrankt, mehren sich doch Indizien, die Hinweise für Risikofaktoren liefern könnten.

Das weibliche Gehirn wird besser versorgt

Der Schlüssel scheint im Gehirnstoffwechsel zu liegen. Unser Gehirn ist darauf angewiesen, Zucker zu verwerten. Glucose ist letztlich das Brainfood Nummer eins. Wenn allerdings die Insulinresistenz – bei an Diabetes Erkrankten das Hauptproblem – auch das Gehirn betrifft, und das ist durch zahlreiche Arbeiten gut belegt, dann arbeitet das Gehirn energetisch nicht mehr einwandfrei. Es kommt zu Funktionsausfällen und zu Problemen. Man spricht deshalb sogar von Typ-3-Diabetes, die präferenziell das Gehirn betrifft. Typ-1-Diabetes ist bekanntlich die Zuckerkrankheit der Jugend, Typ-2-Diabetes der Alterszucker und Typ-3-Diabetes die Insulinresistenz im Gehirn.[176] Dies erklärt die Unterversorgung der Nervenzellen mit Glucose. Im bildgebenden Verfahren konnte man eindeutig darstellen, wie bei Morbus-Alzheimer-Patientinnen die Glucose-Versorgung geringer ist als bei Gesunden. Deswegen versuchte man, Insulin intranasal, also noch näher am Gehirn zu applizieren, um damit die Insulinresistenz vor Ort zu verbessern.

Ein uraltes Antidiabetikum für das Gehirn ist Östrogen. Wenn es im Sinne der Evolution ist, die zur Arterhaltung notwendigen Evas mit einer optimalen Gehirnleistung auszustatten, dann macht es natürlich Sinn, auch die Glucose-Verwertung im weiblichen Gehirn durch die »Reproduktionsorgane« zu optimieren.

Dem ist tatsächlich so. Die Eierstöcke schützen das Gehirn. Östrogene sind in der Lage, ein Enzym namens Glucokinase anzuregen. So heißt der biochemische Mechanismus, der einen Phosphatrest an das Glucose-Molekül hängt. Glucose kann somit die Zelle nicht mehr verlassen und muss verwertet werden. So hilft Östrogen dem weiblichen Gehirn, seine Großleistungen weiterhin vornehmen zu können, indem genügend Glucose in die Zelle eingeschleust wird.[177]

Bestätigt werden diese Daten auch durch die schon erwähnte große WHI-Untersuchung. In dieser Studie gab es den sogenannten Östrogen-only-Arm.[178] Die untersuchten Frauen erhielten eine reine Östrogentherapie, und man dokumentierte ganz genau die Vor- wie auch die Nachteile. Die Studie lief sehr, sehr lang, nämlich 16 Jahre, was wichtig für die Langzeitbeurteilung war. Dabei sah man, dass der Knochen besser wurde, die Mammakarzinom-Inzidenz nicht anstieg. Und nun das Unerwartete: Frauen, die eine Östrogentherapie erhielten, erkrankten seltener an Diabetes mellitus. Das ist nicht nur für den gesamten Körperstoffwechsel und jedes einzelne Organ von enormer Bedeutung, sondern kommt natürlich auch dem Gehirn zugute. So wie im übrigen Körper wirkt Östrogen auch im Gehirn antiinflammatorisch, folglich gegen jede Form der Entzündung.

Im Gehirn ruhen die Mikrogliazellen, die auf Entzündungsimpulse reagieren und damit auch direkt im Gehirn Schaden anrichten können. Östrogen kann diese Mikroglia beruhigen.

Das Altern beginnt im Gehirn

Man fragt mit Recht immer wieder: Ist der Alterungsprozess des Menschen ein Verschleiß, der dem Älterwerden und Abnützen von Autos vergleichbar ist, oder liegt dahinter ein (Geheim-)Plan? Wir wissen es nur fragmentarisch, denn es ist tatsächlich noch immer sehr geheim, was sich da in unseren Zellen beim Älterwerden abspielt. Jüngste Daten deuten auf ein Programm hin, wobei es sich offenbar um ein immunologisches Konzept handelt.[179] Es ist ein fortschreitender Ablauf von Prozessen, der vom Gehirn eingeschaltet wird und der über die Jahre seinen Lauf nimmt.

Unser Immunsystem dient nicht nur der Bekämpfung von Viren und Bakterien, sondern hat, wie schon erwähnt, in der Embryonalzeit eine fundamentale Aufgabe bei der Entwicklung des Fetus. Die Ausbildung der einzelnen Organe folgt nicht nur den Gesetzen der Gene, sondern auch der Steuerung, die das Immunsystem vorgeben kann. Das Immunsystem gibt aber offensichtlich auch vor, wie lange eine Spezies noch zu leben hat. Die Zeitschaltuhr dafür ist im Gehirn verortet.

Fehlt einer Frau vorzeitig das Östrogen, so reagiert das Gehirn genauso, als würde sie vereinsamen. Reproduktion, Gemeinschaft, Fortpflanzung und Familie reichen sich auch hier die Hand. Geht unser Geist auf sozialen Entzug, so reagiert unser Gehirn beängstigend schnell, vor allem bei Isolation. Besonders gefährdet ist die Gedächtniszentrale des Hippocampus. Bei Südpolforschern beobachtete man genau das Gleiche, was auch durch einen akuten Östrogenmangel im Gehirn ausgelöst wird: Der Hippocampus beginnt zu schrumpfen.

Die deutsche Forschungsstation Neumayer III – eine Polarforschungsstation des Alfred-Wegener-Instituts, benannt nach dem Geophysiker Georg von Neumayer – verbrachte mit ihren Forschern 14 Monate in der Antarktis. Die Expeditionsteilnehmer stellten sich für eine Hirnstudie zur Verfügung. Und tatsächlich ereignete sich das Gleiche wie beim Östrogenmangel. Die Wachstumsfaktoren des Gehirns nahmen ab, die Hirnmasse begann zu schrumpfen, der Hippocampus wurde kleiner. »Kein Hirnareal schrumpfte aber so eklatant wie der Hippocampus: Um 19 bis 55 Kubikmillimeter oder – auf das Gesamtvolumen des Hippocampus gerechnet – vier bis elf Prozent sei das Gedächtniszentrum kleiner geworden. Und zwar genau jener Teilbereich, Gyrus dentatus genannt, der als der Entstehungsort frischer Nervenzellen aus Stammzellen ausgemacht worden war.«[180]

Die Medizinzeitschrift »New England Journal of Medicine«[181] berichtete darüber ausführlich, und mit Recht erkannte man einmal mehr, was Einsamkeit im Gehirn auslösen kann. Dass aber auch ein Östrogenmangel solches auszulösen vermag, sollte gleichfalls mitgeteilt werden wie die Tatsache, dass es offensichtlich die reproduktive Gemeinschaft ist, die vor Einsamkeit schützt.

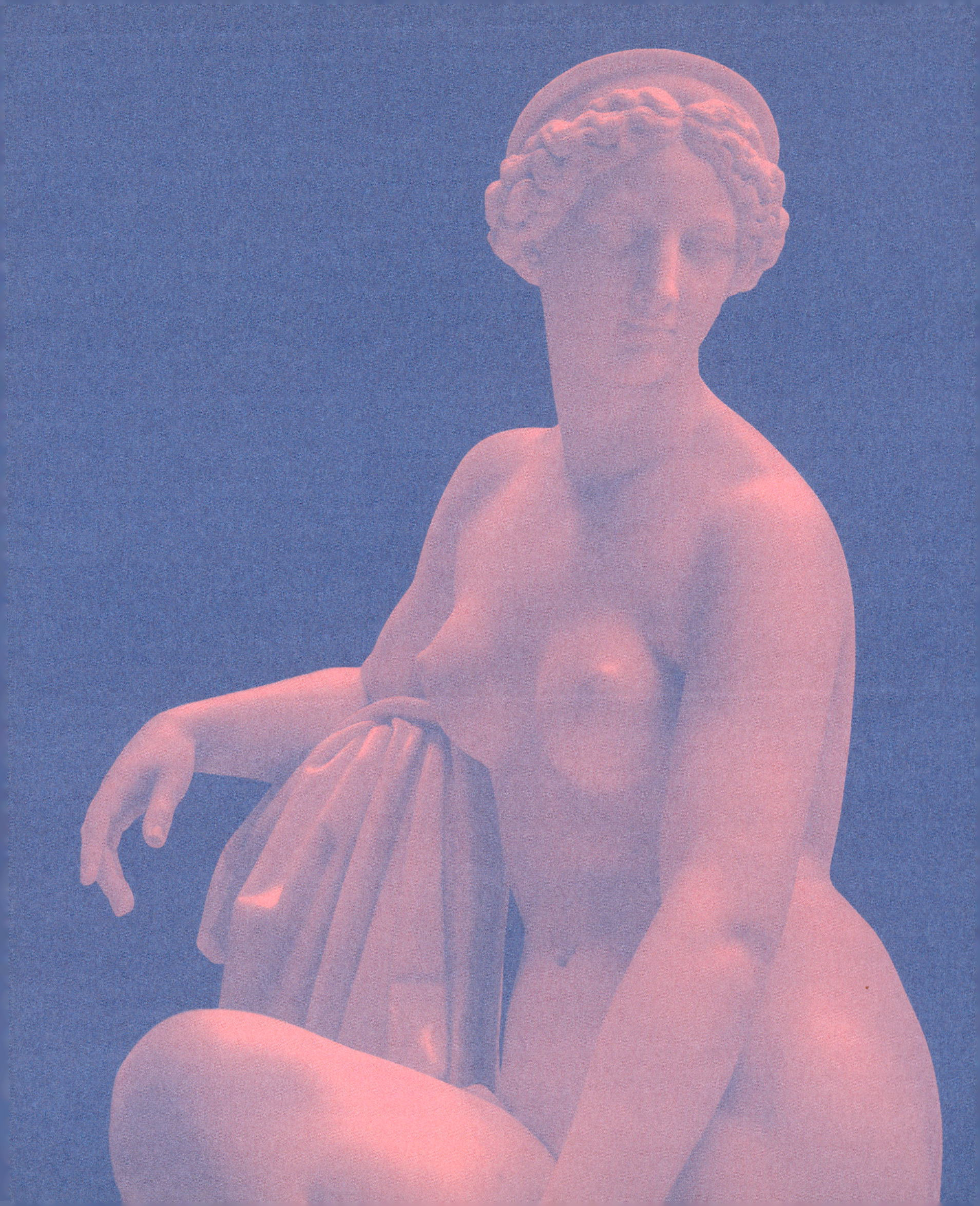

10

Die Geheimarchive des weiblichen Körpers

Knochen und Fettzellen

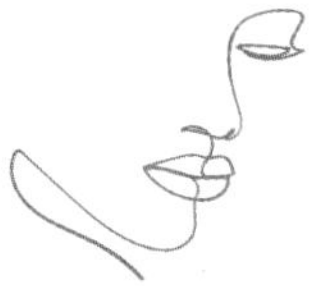

Es klingt wie ein Wintermärchen: Möchte man ein Kind zeugen, das im Laufe seines Lebens schlank bleiben soll und keinen Hang zur Übergewichtigkeit entwickelt, so suche man vorher Orte auf, wo es kalt ist – Skihütten oder Ähnliches. Diesen Schluss zieht das Wissenschaftsjournal »Nature Medicine«, nachdem im Tierreich beobachtet wurde, dass die Jungen von Elternpaaren, die der Kälte ausgesetzt waren, schlank waren und es über die weiterverfolgte Zeit auch blieben.[182]

Dass die Außentemperatur Einfluss auf unseren Stoffwechsel hat, ist tatsächlich faszinierend. Um dies zu verstehen, muss man allerdings einen großen Bogen schlagen.

Wir alle haben ein Energiereservoir, das uns in der Steinzeit vor dem Verhungern bewahrte: das Fettgewebe – ein Archiv, aus dem die Zellen ständig jene Energie herausnehmen können, die sie für ihre Arbeit brauchen. Die »Aufgabe« der Fettzellen war schon immer die Sicherstellung von Energie, besonders für die Frau und deren mögliche Nachkommenschaft. Da eine Schwangerschaft und drei Monate Stillzeit zusätzlich vom weiblichen Körper 140.000 Kilokalorien benötigen, besitzt Eva raffiniertere Fettdepots als der Mann. Das Fettreservoir verleiht Eva zusätzlich, solange sich keine Störungen einschleichen, jene wunderbar attraktive Silhouette, die Männern gefällt, die sie sogar anzieht.

Zu den Reserven des weiblichen Körpers gehören die Adipozyten, Fettzellen, die in der modernen Konsumgesellschaft eine schlechte Reputation haben. Keine Frau möchte heutzutage zu viel davon. In der Steinzeit hingegen waren sie die Voraussetzung fürs Überleben. Nicht täglich wurde eine Beute erlegt, es konnte vielleicht nur zweimal pro Woche gegessen werden, und der menschliche Körper musste ausreichend Energie speichern, um auch für Notzeiten versorgt zu sein. Das stellten die Fettzellen sicher und war vor allem für den weiblichen Körper wichtig, denn Frau wusste ja nie, wann möglicherweise eine Schwangerschaft eintreten würde.

Zu einer Zeit, in der es weder Babyfertignahrung noch Großkaufhäuser gab, hatte der weibliche Körper vorzusorgen, dass diese Energiereserven vorhanden waren. Diese Aufgabe erledigt er auch noch heute und »zählt« täglich die Anzahl der Fettzellen: Nur dann, wenn der weibliche Körper über diese 140.000 Kilokalorien verfügt, wird das Signal zur Fortpflanzung, zur Reproduktion freigegeben. Liegt der Wert darunter, ist Eva zu dünn, so wird dieses Vorhaben gestoppt, weder Menstruationsblutung noch Fortpflanzung zugelassen.

Der weibliche Körper kann aber – und das führt uns wieder in die kalte Skihütte – noch etwas Besonderes, wahrscheinlich mehr und besser als der männliche: Nachdem in den Jahrtausenden vor uns das Kind nach der Geburt meist am weiblichen Körper blieb, es Wärmeflaschen und andere wärmeerzeugende Instrumente nicht gab, musste Mutter Natur einen Mechanismus schaffen, um das Kind vor dem Erkälten zu schützen. Sie schuf das braune Fettgewebe, das direkt in Wärmeenergie umgewandelt werden kann. Damit stattete die Evolution die Neugeborenen schon bei der Geburt aus. An ihren Rücken finden sich viele dieser braunen Fettzellen, die sofort die Körperwärme des Kindes anheben können und vor Kälte oder Erfrieren schützten, wenn nicht ausreichend wärmende Babykleidung zur Verfügung stand. Es ist sozusagen das Pendant zum Thermophor – lebensrettend für das neugeborene Kind. Denn vor Tausenden Jahren mangelte es nicht nur oftmals an Nahrung, sondern auch an »Heizung«, vor allem in jenen Erdteilen, die von kalten Jahreszeiten heimgesucht werden.

Das Archiv des braunen Fettes

Auch Eva ist dieses braune Fettgewebe noch teilweise erhalten geblieben. Sie hat dafür ein besonderes Programm von Mutter Natur bekommen. Die Frau kann innerhalb des Fettdepots ein diskretes Depot, größer als beim Mann, anlegen – »braune Fettzellen«, die nicht in Kraft und Bewegung, sondern in Wärme umgewandelt werden.

Verbringen die Eltern den Akt der Zeugung/Empfängnis in kälteren Zonen, so bekommt das Kind automatisch mehr braune Fettzellen mit. Die Natur tastet dabei scheinbar mit einem unsichtbaren Thermometer die Umgebung ab, stellt fest, dass es kalt ist, und versorgt prospektiv planend das Kind mit genug braunem Fettgewebe. Und das geht noch weiter: Um sich besser vor der Kälte zu schützen, wird das Kind zusätzlich noch mit einem biologischen Mechanismus ausgestattet – nämlich mit der Fähigkeit, weißes Fett schneller in braunes umzuwandeln. Dieses strahlt dann sofort Wärme ab. Weißes Fett kann sinnvoll weiterverarbeitet werden, es wird zur Wärmegewinnung genützt und nicht zum Dickwerden – die Kinder bleiben schlanker.

Doch wie ist so ein Geniestreich möglich? Kann man diesen Mechanismus auch erwerben?

Natürlich rätseln die Wissenschaftler, wie Eltern ihre eigene Kälteerfahrung den Kindern weiterzugeben imstande sind. Denn eines scheint sicher zu sein: Im abgelesenen Genom kann diese Information noch nicht gespeichert sein. So viel man weiß, gibt es dafür kein Gen.

Wird sie etwa doch erworben? Entsteht diese Information ad hoc direkt beim Zeugungsakt? Sehr wahrscheinlich wird die Botschaft epigenetisch oder über die microRNA dem Kind bei der Befruchtung weitergegeben. Es geschieht unabhängig von den translatierten Genen. Ein höchst interessantes Beispiel mehr, wie Erfahrungen der Eltern dem Kind diskret zugesteckt werden können.

Braunes Fett bekommt nicht nur das Kind bei der Geburt mit. Es besitzt natürlich auch die Mutter, die ja das erste Wärmekissen für das Kind ist. Eva ist mit dem braunen Fett privilegiert.[183]

Allerdings: Das braune Fett sieht man nicht mit freiem Auge und kann auch nicht so leicht vermessen werden. Es ruht tatsächlich in einem Art Geheimarchiv. Da normalerweise die Mutter als Erste das Kind nach der Geburt für länger übernimmt, muss ihr Körper für diesen Moment auch »vorgewärmt« werden und natürlich weiter »aufgeheizt« bleiben, wenn sie das Kind herumträgt und liebkost. Deswegen bekam Eva ein Mehr an braunem Fett zur Verfügung, um den biologischen Ofen heizen zu können.

Das alles ist aus der Steinzeitgeschichte des Menschen verständlich. Genauso wie die Frau Energie als Fettzellen in ihrem Körper aufbewahren muss, um das Kind ernähren zu können, genauso mussten Mechanismen geschaffen werden, um die notwendige – diesmal äußere – Wärme dem Kind zur Verfügung stellen zu können.

Der weibliche Körper bekam dafür diesen Transfermechanismus: Weißes Fett kann bei Bedarf in braunes Fett umgewandelt werden, mit dem dann das Kind ausreichend erwärmt wird. Diese Umwandlung erfolgt im weiblichen Körper exakt dort, wo das Kind sich an der Mutter festhält bzw. die Mutter das Baby an sich drückt: um die Schulter, neben dem Hals sowie zwischen den Brüsten, wo es sich an die Mutter schmiegt. Das notwendige weiße Fett wird allerdings von verschiedenen Teilen des weiblichen Körpers dafür genützt.

Obwohl es als weit hergeholt und reichlich beschrieben erscheint, bietet es sich doch zum Vergleich an. Ruht das Kind an diesen Körperteilen der Mutter, geschieht Großes und Verantwortungsreiches für das Neugeborene, die Familie und die Gesellschaft. Der neu in die Welt getretene Mensch erfährt emotionale Sicherheit, die er später noch oft wird gebrauchen können. Es ist die Wärme der Mutter, die innere und die äußere.

Die Fettdepots unterliegen auch einem Wandel, je nachdem was für eine Aufgabe sie in Evas Leben haben. Ernährung und Wärmeabgabe in den Jahren, wo Fortpflanzung möglich ist. Aber was passiert später? Welche Aufgabe erfüllen sie dann?

Nähert sich Eva der Lebensmitte und zeichnet sich in der Folge der Wechsel ab, tritt sie an einen Wendepunkt. Es betrifft viele Lebensbereiche, und Eltern, die eigene Kinder haben, können sich möglicherweise über Enkelkinder freuen. Aber was macht nun das Wärmearchiv in Form der Fettzellen im weiblichen Körper? Es ist nicht mehr in seiner evolutionär angedachten Form vonnöten. Die Umwandlung des weißen Fettes in das braune lässt nach. Diese Veränderung registriert der weibliche Körper sehr rasch. Die nicht mehr in Wärme verwandelten weißen Fettschichten werden größer, der Gürtel fällt nicht mehr an der gewohnten Stelle in sein Schloss, die Hosen passen nicht mehr so wie früher – irgendwie beginnt sich der Körper zu verändern. Eva als hochsensible Frau merkt das selbstverständlich sofort, und es fängt an, sie sehr zu belasten: Sie turnt, macht Diäten und beginnt womöglich mit neuen Sportarten, aber wirklich nützen tut es der Gewichtsverschiebung oft nicht. Nach Rat und Abhilfe suchend werden Ärzte konsultiert. Die Hoffnung ruht darauf, jemanden zu finden, der auf diesem Gebiet kundig ist.

Wann wird das braune Fett weniger?

Das erfahrene Auge des Gynäkosophen sieht das dann tatsächlich auch am Befund. Steigen die follikelstimulierenden Hormone der Hypophyse (FSH) an, so kündigt das nicht nur den Wechsel an, sondern auch die verminderte Metamorphose des weißen in das braune Fettgewebe – die Adrenopause hat damit begonnen.[184]

Denn es sind die adrenergen Botenstoffe, die die Fettumwandlung und Wärmebildung bewirken. Diese werden allerdings von Makrophagen aufgefressen, und neben der Menopause ist das ein weiterer Lebensabschnitt, die Adrenopause.

Während »Menopause« den Zeitpunkt der Beendigung der Monatsblutungen bezeichnet und das Wort »Andropause« für das nicht so genau festzuschreibende Nachlassen der männlichen Hormone verwendet wird, taucht der Begriff der »Adrenopause« neu in der endokrinen Terminologie auf. Er umschreibt den Wegfall der »adrenogenen« Gewebsstoffe, zu denen auch Adrenalin und Noradrenalin gehören, wodurch die Mobilisierung der weißen Fettzellen sowie deren Umwandlung in braunes Fett verlangsamt wird.

Die Forschung hat das Problem erkannt und bleibt hier nicht untätig. Beta-adrenerge Substanzen werden gesucht, die in die biologische Lücke springen mögen, um das leidige Gewichtsproblem zu verbessern.

Die billigste Variante, die legendäre Gewichtszunahme der Lebensmitte in den Griff zu bekommen, ist nicht nobelpreisverdächtig, aber sie wirkt – der Verzicht auf jeden Tropfen Alkohol und die Umsetzung des Geheimrezeptes, das uns die Erdrotation lehrt: absolute Nahrungskarenz acht Stunden vor Mitternacht.

Eine weitere energetisch ins Gewicht fallende Tatsache ist Folgende: Durch die Beendigung der Eisprünge, Menstruation und Uterus-Eileiterbewegungen benötigt der weibliche Körper in der zweiten Lebensphase weniger Energie – sie bleibt folglich übrig und wird auf direktem Weg in Fettdepots umgewandelt. Was ist also die logische Konsequenz, wenn etwas »übrig« bleibt? Richtig, Eva sollte weniger zuführen. Die Reduktion der Nahrungsaufnahme wird damit zu einem energetisch begründbaren und sinnvollen Rat.

Wir finden sogar im Reich der Flora passende Beispiele dafür. Pflanzen können sich zunächst vor Frost und Kälte schützen. Mutter Natur hat ihnen dazu eine eigene Substanz mit Namen Spermidin zur Verfügung gestellt. Ein interessantes Molekül, das von der Evolution immer wieder gebraucht wird und wurde und beim Menschen eine besondere »Karriere« machte. Den Pflanzen bietet es hingegen Schutz vor dem Erfrieren.

Umgekehrt kann es aber auch sein, dass Pflanzen zu viel Wärme ausgesetzt sind und diese abstrahlen müssen. Sie benötigen dann auch Mechanismen, ähnlich wie es beim Menschen funktioniert, wo das weiße Fett über das braune verringert werden kann. Und das wird so beschrieben: »Um sich vor einem Sonnenbrand zu schützen, geben Pflanzen überschüssiges Licht in Form von Hitze wieder ab. Eine gängige Hypothese besagt, dass das Chlorophyll, das Blattgrün, überzählige Energie an Carotinoide – einen anderen Farbstoff im sogenannten Lichtsammelkomplex der Chloroplastenmembran – weitergibt. Um die auf sie übertragene überschüssige Energie als Hitze loszuwerden, vibrieren die Carotinoide. Sie fungieren gewissermaßen als Kühlanlage in der Membran der Chloroplasten.«[185]

Die Umwandlung von Energie, Wärme und Biomolekülen begleitete das Leben auf unserem Planeten seit der Entstehung und hat immer wieder unterschiedliche Formen angenommen: von den Chloroplasten über die Mitochondrien bis zu den Adipozyten. Weil Eva zwei Menschen versorgen und wärmen muss, nimmt sie an diesem uralten Energietransfer in besonderer Weise teil.

Stammzellen – das Geheimarchiv des Knochens

Knochen können mehr, als uns nur den aufrechten Gang zu ermöglichen. Lange Zeit waren Laufen, Bewegen und der aufrechte Gang als Hauptfunktionen des menschlichen Skeletts angesehen worden – wie die Stahlverstrebungen eines Hochhauses, das Stabilität gewährleistet. Aber selbst Stahlverstrebungen eines Wolkenkratzers vermögen mehr. Sie sind unter anderem so beschaffen, dass sie ein »Innenleben« haben oder zumindest Träger für diverse Verkabelungen sein können. Und noch wichtiger, sie sind auch dafür ausgelegt, Schwankungen abzufedern. Das heißt auch, das Skelett eines Hochhauses ist flexibel.

So ähnlich verhält es sich mit unserem Knochen. Er hat Stabilität, aber gleichsam eine Dehnbarkeit, um bei einem Trauma nicht gleich zu brechen. Und er weist ein bemerkenswertes Innenleben auf. Dieses ist es wert, genauer betrachtet zu werden.

Die hintergründigen Aufgaben der Knochen wurden lange Zeit übersehen, denn sie spielen sich im Inneren des Knochens ab. Die im Knochen befindlichen Zellen können Erstaunliches: Sie greifen in den Zuckerstoffwechsel unseres Körpers ein, stehen mit Darm und Hirn in Verbindung, steuern den Testosteronspiegel des Mannes und können damit seine Libido heben. Das alles kann vom im Knochen gebildeten Osteocalcin gesteuert werden.[186]

Das Knocheninnere besitzt ein kostbares Archiv: Dort ruht ein Jungbrunnen unseres Lebens. Zwischen den zarten Knochenbälkchen des trabekulären Knochenteils sind Blutgefäße, Nerven und »Stammzellnester« eingebettet, die rund um die Uhr aktiv sind, permanent ausschwärmen und unser Blut regenerieren. Täglich werden dort 20 Milliarden roter Blutzellen (Erythrozyten) für unseren Körper bereitgestellt. Sie transportieren den für jede Bioreaktion notwendigen Sauerstoff verlässlich überall hin, um den Elektronenfluss des Lebens in Gang zu halten.[187]

Es sind aber nicht nur die Erythrozyten mit ihrem Eisen, die Sauerstoffmoleküle binden und transportieren, sondern auch die Blutplättchen, die von dort zu jedem Einsatz gerufen werden können. Sie eilen sofort zur Stelle, wenn irgendwo das Blutgefäßsystem verletzt wird und eine Wunde geschlossen werden muss. Sie verhindern gemeinsam mit anderen Faktoren des Lebenssaftes, dass wir verbluten.

Im Innersten der langen Röhrenknochen und der Wirbelkörper ruhen auch Immunzellen. Sie bilden die große Verteidigungsanlage unseres Körpers und bestimmen mit, wie gut und wie lange wir vor lebensbedrohenden Infektionen und Krebs geschützt sind. Der Knochen kann in seiner inneren Funktion gar nicht hoch genug eingeschätzt werden.

Die im Knochen liegenden Stammzellnester bilden Unmengen von reifen roten und weißen Blutzellen aus, ein Tropfen Blut beinhaltet zum Beispiel Zehntausende Leukozyten. Diese können sich aber auch als Reservezellen teilen und als solche für weitere Neubildungen erhalten bleiben. Allerdings schaffen sie das nur ein- bis zweimal im Jahr und laufen dabei auch Gefahr, ihre Telomere zu verkürzen und eines Tages ebenfalls abzusterben.

Genau hier liegt wieder ein Einsatzgebiet der Östrogene.[188] Die weiblichen Sexualsteroide greifen als große biologische Schutzmacht ein – was auch verständlich ist, da Eva mehr Blut benötigt als Adam. Es gibt schließlich die monatlichen Blutungen, die zu bewältigen sind, und dann und wann eine Geburt. Deswegen werden die weiblichen Stammzellen besonders protegiert. Die vielen Vorteile reichen weit über die Menstruation und das postpartale Blutungsgeschehen hinaus.

Auch Stammzellen altern, sind aber bei Eva besser geschützt

Hendrikje van Andel-Schipper wurde 115 Jahre und 62 Tage alt und war die älteste Holländerin.[189] Am 29. Juni 1890 wurde sie geboren und lebte bis 2005. Sie war zwar eine Frühgeburt und verdankte ihr Leben wahrscheinlich der großen Fürsorge ihrer Großmutter, blieb aber bis zu ihrem Lebensende mobil und keineswegs dement. Mit 100 Jahren erkrankte sie an einem Brusttumor, den sie mit einer kleinen Operation mühelos überwand; kurz vor ihrem Tod entdeckte man Magenkrebs, der bereits Metastasen gebildet hatte und an dem sie schließlich starb. Das Immunsystem war noch in der Lage, den Brustkrebs mit 100 Jahren zu beherrschen, beim Magenkrebs und den Metastasen war es dann doch überfordert.[190]

Wissenschaft und Altersforschung verdanken dieser Dame viel, denn Andel-Schipper vermachte 33 Jahre vor ihrem Tod ihren Körper der Wissenschaft. Das war großartig, denn dadurch konnte unter anderem die Frage erforscht werden, wieso manche Menschen eine derartig lange Lebenszeit erreichen.

Als Erstes wurden natürlich ihre Gene analysiert – und hier fand man tatsächlich mehr als 600 Mutationen, die sich während der 115 Jahre angesammelt hatten, die nicht korrigiert wurden, aber offensichtlich nicht lebensgefährlich waren. Mit ihnen konnte sie leben, und zwar recht lange. Nun erforschte man die Stammzellen näher und fand deren Erschöpfung. Sie waren es, die zwar mehr als 100 Jahre durchhielten, dann aber nicht mehr die Erneuerungskraft besaßen. Im Stammzellenpool scheint also die Limitierung des Lebens zu liegen.

Wir kommen mit 10.000 bis 20.000 blutbildenden Stammzellen zur Welt, die sich – wahrscheinlich je nach Lebensführung – unterschiedlich schnell verbrauchen. Bei Andel-Schipper arbeiteten sie sehr lange, am Ende ihres Lebens waren es aber nur mehr zwei, die man im Knochenmark entdeckte. Das Geheimarchiv war sozusagen entleert. Hier können wieder einmal die Östrogene eingreifen: Sie regen einerseits die Teilung der Stammzellen an, andererseits schützen sie auch die Telomere. Damit hat Eva nicht nur mehr Stammzellen, sondern auch in einer besseren Qualität.

Neben den Blut- und Immunstammzellen ruhen im Knochen die mesenchymalen Stammzellen, aus denen sich nicht nur Erythrozyten und Leukozyten herausbilden können, sondern auch Zellteile für andere Körperorgane. Leidet irgendwo in unserem Körper die Durchblutung, weil Gefäßteile lädiert sind, so ruft das Gefäß den Knochen um Hilfe – wohl mit dem Molekül PDGF, das sonst für die Blutgerinnung arbeitet. Der Knochen versteht die Botschaft. An gefährdeten Körperstellen werden neue Zellen gebraucht, und die stellt er zur Verfügung. Er mobilisiert die in ihm ruhenden sogenannten mesenchymalen Stammzellen und sendet sie genau dorthin, wo im Körper das Gefäßproblem auftritt. Mithilfe des VEGF, ebenfalls ein Blutfaktor, werden die Stammzellen präzise an den Ort des Schadens gelotst. Dann passiert das Wunderbare: Es setzt der »Homing«-Effekt ein – die Zellen werden biochemisch willkommen geheißen, richtig eingebaut und können mit der Bildung neuer Strukturen beginnen.

Ähnliches funktioniert offensichtlich sogar im Herzen und ließ die Wissenschaft fragen: Kann das Herz sich selbst reparieren?[191]

Diese Frage stellte man sich zu Recht, da man folgendes Phänomen nach einer Herzoperation beobachtet hat: Ein männlicher Patient bekam das Herz einer weiblichen Spenderin und dürfte in diesem Organ eigentlich kein Y-Chromosom besitzen. Als man nach Jahren ein kleines Gewebsstück des transplantierten Herzens untersuchte, sah man jedoch, dass dem so war. In das weibliche Herz waren offensichtlich Zellen mit einem männlichen Chromosomensatz eingewandert.

Die Wissenschaft war völlig überrascht und sah darin einen Beweis dafür, dass selbst mit dem weiblichen transplantierten Herz die Stammzellen des männlichen Empfängers in Kontakt treten. Sie schauen sich die Sache sozusagen selbst vor Ort an und kontrollieren dort das Geschehen.[192]

Monatlich entdeckt die Wissenschaft neue holistische Programme: Auch Muskelgewebe wird aus dem Geheimarchiv des Knochens unterstützt, möglicherweise sogar das Gehirn und der Beckenboden der Frau. Entscheidend scheint jedoch zu sein, dass dieses Geheimarchiv geschützt und gepflegt wird – und dabei sind Evas Hormone eine große Unterstützung.

Stammzellen haben eine besondere Hilfe, um sich gegen Viren zu schützen. Sie können auf die Junk-DNA zurückgreifen, auf nicht kodierende Basen und sie so aktivieren, dass sie eine bestimmte RNA transkribieren, mit der sich die Viren ruhigstellen lassen. Inwieweit auch hier die weiblichen Hormone eine besondere Rolle spielen, wird derzeit intensiv untersucht. Irgendwie erinnert die Technik an die RNA-Impfung gegen Covid-19.

Calcium – im Geheimarchiv des Knochens

Leben ist Elektronenfluss, und Calcium gehört zu jenen Elementen des Periodensystems, das dafür selbstredend Elektronen gerne zur Verfügung stellt: Für Nervenerregungen, Muskelbewegungen, für den Herzschlag und unzählige biochemische Reaktionen brauchen wir Calcium – und das wird auch immer wieder kommemoriert: »Am Anfang war das Calcium.«

Selbst wenn im Frühjahr die Natur wiedererwacht, so sind es Calciumionen, die das erneute Wachstum nach dem Winter induzieren. Werden Pflanzen von Raupen befallen, so bemüht sich das Calcium, in den Blättern ganze Abwehrmechanismen in Bewegung zu setzen, um die Pflanze zu schützen. Calciumionen sind die zentralen Kommunikatoren unseres Körpers. Sie bestimmen mit, wie aktiv Gene arbeiten, wie Hormone freigesetzt werden und wie unser Herz schlägt, aber auch die Impulse des Gehirns werden vom Calcium geleitet, deswegen meinen manche Forscher mit Recht: Calcium stellt ein besonders wichtiges Lebenselement im Periodensystem dar.

Calcium ist für unseren Organismus so wichtig, dass verschiedene Regulativa darüber wachen, den richtigen Spiegel im Blut genau zu halten, schon geringfügige Abweichungen können lebensbedrohlich sein.

Gespeichert wird Calcium im Knochen, der damit die wichtige Aufgabe übernimmt, nicht nur die Stammzellen aufzubewahren, sondern auch ein Archiv für Calcium und andere Elektrolyte zu sein. Knochen sind daher in mehrfacher Weise auch ein heiliger Gral, in dem die Voraussetzungen für das biologische Leben gespeichert werden. Eine Befehlsgewalt über das lebenswichtige Calcium trägt das Haupthormon der weiblichen Eierstöcke – Östrogen. Um ausreichend Calcium im Körper zu behalten, bemüht sich Östrogen, dass aus der Nahrung und dem Blut Calcium im Knochen deponiert wird. Das dient der Festigkeit des Knochens und beugt so Osteoporose vor. Allerdings ist das nicht die alleinige Aufgabe des Knochens, er soll darüber hinaus dieses magische Element, das für das Leben eine absolute biologische Voraussetzung ist, in einem sicheren Gefäß aufbewahren, nämlich im Knochen – unter der Direktion des Östrogens.

Als sich das Leben noch im Meer abspielte, war die Situation anders. Das Meerwasser enthält reichlich Calcium, und hier hatten sich die Organismen vor einem Überangebot dieses Elementes zu schützen. Dies tat ab sofort das Hormon Calcitonin. Es sorgt dafür, dass die im Wasser lebenden Tiere nicht an einem Zuviel an Calcium sterben. Als sich das Leben vom Wasser auf das Land verschob, fehlte plötzlich das Calcium, Meerwasser war nicht mehr vorhanden. Deswegen stellte die Evolution ihre Mechanismen um und baute auf zwei andere Stoffe, die einen Calciummangel verhindern sollten, nämlich auf das Parathormon und auf Vitamin D. Durch Sonneneinstrahlung gebildet, bewirkt Vitamin D dasselbe wie Östrogen. Es transportiert aus der Nahrung Calcium in den Knochen, um es von dort für wichtige biologische Funktionen zur Verfügung zu haben.

Östrogene und Calcium

Der Schutz, den Östrogene vor Osteoporose bieten, beruht auf dem gleichen Mechanismus, allerdings hat Mutter Natur zwei Fliegen auf einen Streich damit erreicht: Einerseits wird der Knochen stärker, andererseits kann jederzeit Calcium aus dem Knochen bezogen werden, wenn es für biologische Vorgänge im Körper benötigt wird, vor allem für die Tätigkeiten der Eierstöcke, für die Befruchtung und die darauffolgende Schwangerschaft.

Muss Calcium für biologische Aufgaben mobilisiert werden, so fällt das Östrogen kurzfristig ab, Calcium wird aus dem Knochen entfernt, allerdings nicht, um den Knochen zu schmälern, sondern um Calcium für besagte biologische Vorgänge zu verwenden.

Fehlt in der Menopause Östrogen, so verliert der weibliche Körper den Schutzmantel, der das Calcium im Knochen deponiert. Er gewinnt den Eindruck, dass in der Peripherie Calcium permanent gebraucht wird, und mobilisiert dieses aus dem Knochen andauernd. Damit wird die Entstehung von Osteoporose eingeleitet.

Knochen und Fortpflanzung – schon bei den Dinos wichtig

Der Zusammenhang zwischen Calcium und Fortpflanzung ist uralt.[193] Etwa vor 70 Millionen Jahre lebten Dinosaurier, deren Knochen man fand und die sehr gut erhalten waren. Es handelte sich um einen Vertreter des Tyrannosaurus rex, der als besonders aggressiv und wahrscheinlich bösartig gilt. Als die Forscher die Überreste analysierten, beobachteten sie auch ganz genau die Innenräume des Knochens – und da erlebten sie eine große Überraschung: Sie waren ähnlich wie bei Vögeln und auch beim Menschen beschaffen! Das Knocheninnere wies trabekuläre Formen auf, feine Verästelungen, die sehr gut durchblutet sind. Damit war bewiesen, dass die Knochenstruktur vor vielen Millionen Jahren ähnlich aussah wie beim Menschen heute. Unsere Röhrenknochen bestehen aus einer äußeren Schicht, der Zona compacta, sowie einem inneren Teil, der Zona spongiosa. Den inneren Knochenraum konnten die Forscher nun schon bei den Dinosauriern nachweisen, weit vor der Zeit, als Säugetiere die Herrschaft auf dem Planeten übernahmen.

Das paläoendokrinologisch Interessante an diesem Fund war: Der innere Teil der Dinosaurierknochen war nicht nur gut durchblutet, sondern sprach ebenfalls – komplizierte Studien konnten dies erhellen – auf Hormonschwankungen an. Wenn die gonadalen Hormone, wir würden sagen: die Eierstockhormone, abfielen, so bekam der innere Anteil des Knochens ein Signal, nämlich Calcium den

Dinos zur Verfügung zu stellen. Der Knochen diente also schon vor vielen Millionen Jahren als Calciumdepot, einem Element des Erdalkalibereichs im Periodensystem. Aber wofür brauchte der Dino so hohe Calciummengen? Die Antwort lautet: für die Eier. Um die Schalen seiner riesigen Eier festigen zu können, waren große Mengen an Calcium notwendig. Dinosaurier vermehrten sich ähnlich wie Vögel, sie legten Eier. Fast nicht zu glauben bei diesen Riesen. An manchen Fundorten konnten ganze Gelege entdeckt werden. Wollte sich ein Dino fortpflanzen, musste er zunächst Calcium aus dem Knochen mobilisieren, um es den Eischalen zur Verfügung zu stellen und ihnen auch die Stabilität und die Sicherheit zu geben. Dafür begannen offensichtlich auch die Dino-Hormone zu schwanken. Durch den Abfall von östrogenähnlichen Substanzen fing der Knochen an, Calcium freizusetzen. Alle Vorbereitungen für die Eiablage waren somit begonnen.

Was seit Jahrmillionen die Evolution, Mutter Natur, etabliert hat, das hat sie vor allem im weiblichen Geschlecht weiter beibehalten.

Östrogenschwankungen – Calcium-Gewinnung aus dem Knochen

Das Bewährte setzte sich durch. Auch bei Eva ist der Knochen von Östrogenschwankungen betroffen. Ein Abfall von Östrogen setzt ebenfalls Calcium frei, allerdings nicht mehr, um Eierschalen zu bilden, sondern um viele andere Aufgaben rund um die Fortpflanzung im weiblichen Körper zu erfüllen.

Und beim Mann? Zwar profitiert auch der Knochen des Mannes vom Testosteron, jedoch oszilliert und schwankt dieses Hormon nicht. Die fast mystischen Vorgänge der Lebensentstehung gehen am Mann spurlos vorbei.

Calcium spielt bei all jenen Prozessen eine große Rolle, bei denen Elektronenflüsse notwendig sind – und Leben ist eben der Fluss von Elektronen. Sowohl für Ovulation und Befruchtung als auch für die Einleitung der Menstruation benötigt der weibliche Körper hohe Mengen an Calcium. Diese werden durch einen leichten Östrogenabfall mobilisiert – vor der Regel und auch vor dem Eisprung.

Bekannt ist, dass Östrogene den Knochen schützen, allerdings tun sie das nur in indirekter Weise. Ihre Aufgabe ist es nicht primär, die Osteoporose zu verhindern, sondern auf Calcium jederzeit zugreifen zu können, und zwar mit einem kurzen Östrogenabfall.

In der fertilen Lebensphase, wenn also die Frau Kinder bekommen kann, erfolgt dies nur sehr kurzfristig. Eben dann, wenn für bestimmte Aufgaben der Fortpflanzung – vergleichbar mit dem Eiablegen der Dinos – Calcium in größerer Menge notwendig wird, dann holt sich der weibliche Körper Calcium aus dem Knochen durch das Absinken von Östrogen.

Wenn allerdings später – nach dem Wechsel – Östrogen völlig fehlt, hat offensichtlich der weibliche Körper den fälschlichen Eindruck, dass er sich permanent beim Eisprung oder in Menstruationsnähe befinden würde. Das ununterbrochene Herausholen von Calcium aus dem Knochen begünstigt das Entstehen von Osteoporose. Im Körper ist viel, im Knochen wenig Calcium.

Der Mangel da, aber auch der Überschuss dort ist problematisch. Es gibt Hinweise, dass zu viel an Calcium dem weiblichen Körper nicht guttut. Calcium kann sich nicht nur in den Blutgefäßen ablagern, sondern auch die Stammzellen in der Brust anregen, sich weiter zu teilen. Obwohl dies momentan noch intensiv untersucht wird, könnte dies eine der Hypothesen sein, warum nach der Menopause die Inzidenz des Brustkrebses ansteigt, im Unterschied zur ersten Lebenshälfte der Frau.

Der Knochen ist also nicht für unseren Bewegungsapparat notwendig, wie es immer wieder verstanden wurde, sondern eigentlich ein Geheimreservoir für den weiblichen Körper. Dort wird das Zauberelement Calcium gespeichert, um es bei wichtigen Aufgaben der Fortpflanzung immer wieder griffbereit zu haben. Die Stabilisierung des Knochens ist eigentlich nur ein Nebeneffekt.

Schwangerschaft und Calcium

Ein besonders wichtiger Lebensabschnitt in der Biografie einer Frau, der hoher Mengen an Calcium bedarf, ist die Schwangerschaft. Das Kind wird über den mütterlichen Knochen mit Calcium versorgt, was für den Aufbau des kindlichen Gewebes notwendig ist. Deswegen möge in der Schwangerschaft der Mutter ausreichend Vitamin D zugeführt werden, weil es aber auch hier einen toxischen Bereich gibt, muss man auf die Blutkonzentration achten.

Oft hört man in der Volksmedizin folgende Weisheit: Jede Schwangerschaft kostet einen Zahn. Das war früher, als die dentale Versorgung noch nicht optimal war, tatsächlich so, denn der Calciumbedarf des Kindes wurde mitunter auf Kosten der Zähne der Mutter gedeckt. Es unterstreicht aber sehr wohl einen weiteren praktischen Aspekt: Ehe eine Schwangerschaft beginnt, soll man sich auch über die Gesundheit der mütterlichen Zähne ein Bild machen, denn von dort wird Calcium bei hohem Bedarf auch genommen – nicht nur vom Knochen –, und gesunde Zähne sind für eine gesunde Schwangerschaft ein Vorteil.

Calcium kann in der Schwangerschaft viele Dinge. Eines scheint fast magisch zu sein. Die mütterliche Brust erhält gleichsam vom biologischen Geheimdienst des Körpers die Information, ob die Mutter einen Knaben oder ein Mädchen gebar. Je nach Geschlecht des Kindes wird unterschiedlich viel Calcium aus dem Knochen genommen. Anders formuliert, die weibliche Brust steht direkt mit dem Knochen in Verbindung und veranlasst ihn, mehr Calcium zur Verfügung zu stellen, sollte ein Mädchen gestillt werden müssen. Die Evolution agiert hier weit vorausblickend, denn sie »weiß« bereits zu diesem frühen Zeitpunkt von den unterschiedlichen weiblichen Bedürfnissen der Zukunft.

Aber auch das Immunsystem der Schwangeren registriert, ob das noch nicht geborene Kind ein Mädchen oder ein Bub wird. Ein weiblicher Embryo informiert die Mutter, vermehrt Interleukin 6 und TNF alpha zu bilden, zwei Entzündungsfaktoren, die bei jeder herannahenden Grippe sogleich produziert werden. Damit wird das Immunsystem sofort aktiviert, sollte eine Entzündung im Anflug sein – und das bemerkt die werdende Mutter häufiger und symptomstärker, wenn sie ein Mädchen unter ihrem Herzen trägt.[194] Dies sind weitere Beispiele für die holistische Verbindung verschiedener Körperteile im Dienst der Reproduktion.

Der weibliche Knochen dient also nicht nur dem Laufen und der Stabilität, sondern erfüllt unzählige weitere Aufgaben im Körper der Frau. Ein anderes Organ, an das man hierbei nicht sofort denken würde, ist die Bauchspeicheldrüse. Es ist kaum zu glauben, aber der Knochen achtet gemeinsam mit dem Pankreas darauf, dass die Frau ausreichend Energie aufnimmt, um eben die vielfältigen Aufgaben ihres Körpers erfüllen zu können. Wie ist das möglich? Der Osteoblast des

Knochens korrespondiert mit der Bauchspeicheldrüse und regt dort die Bildung der B-Zellen an in jenem Teil der Drüse, wo Insulin gebildet wird. Damit wird die Resorption von Kohlenhydraten und die Verwertung des Zuckers in der Zelle verbessert. In indirekter Weise achtet damit der Knochen darauf, dass der weibliche Körper ausreichend Energie zur Verfügung gestellt bekommt.

Und es wird noch spannender: Interessant ist dabei der Vergleich zwischen Brust und Pankreas.

Die Brust ist ja ebenfalls eine Drüse, die Nahrung zur Verfügung stellen kann – wenn auch nur für einen umschriebenen Zeitraum, aber dafür sehr intensiv. Der Knochen steuert nun selbst die Laktation über das Parathormon-verwandte Peptid, kurz PTHrP genannt, indem je nach Geschlecht unterschiedlich Calcium mobilisiert werden kann.[195]

In der Bauchspeicheldrüse regt der Knochen die Insulinsekretion und damit die Zuckeraufnahme an, ebenfalls ein Aspekt, der für den Stoffwechsel bedeutend ist. Interessanterweise hat sich die Evolution bei diesen holistischen Verbindungen und Aufgaben des Knochenaufbaues beim Mann erbarmt und auch ihm eine Verbindung vom Knochen geschenkt, eine Verbindung zwischen Knochen und Hoden. Das im Knochen freigesetzte Osteocalcin kann Testosteron erhöhen und damit die Libido stärken. Deswegen ist es sinnvoll, bei Männern, die an Libidoverlust leiden, auch einen Blick auf die Knochen zu werfen, genauso wie bei diabetischen Frauen, wo der Zuckerhaushalt gestört ist. Die Verbindung zwischen Knochen und Hoden bzw. Knochen und Kohlenhydratstoffwechsel zeigt erneut, wie holistisch die Medizin arbeitet und wie unterschiedliche Organe miteinander verbunden sind und auch bei bestimmten Konstellationen gezielt abgeklärt werden sollen. Es muss nochmals betont werden: Der Knochen ist ein endokriner Regulator für die Energie und für den Stoffwechsel des Menschen.

Weiße Fettzellen, braunes Fett, Stammzellen, Calcium – darum sorgt sich der weibliche Körper mehr als der männliche. Mutter Natur hat dafür viel Energie reserviert, zeigt es aber nicht demonstrativ und plakativ, sondern arbeitet eher im Verborgenen, in ihren Archiven.

Ein Plädoyer zum Schluss

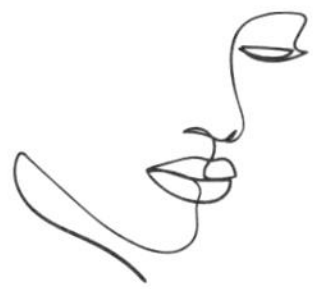

In biologischer und evolutionärer Hinsicht ist der weibliche Körper ein Wunderwerk, und die Forschung fördert immer weitere faszinierende Erkenntnisse darüber zutage. Wir wissen heute, dass das weibliche Genom umfassender ist als das männliche, dass Frauen eine Infektion mit Covid-19 besser vertragen, dass ihre Muskulatur ausdauernder ist, dass Frauen länger leben und ein besseres Gedächtnis haben, und die Liste ließe sich fortsetzen, wie in den vorangehenden Kapiteln gezeigt. Der weibliche Körper wurde evolutionär mit all diesen Superkräften ausgestattet, weil er schon immer zu den allergrößten Leistungen in der Lage sein musste. Auch in den dunkelsten Zeiten der Geschichte, in Anbetracht von Hunger, Seuchen, Armut und Krieg, waren es Frauen, die Kinder geboren und genährt und aufgezogen haben.

Deshalb leuchtet es nicht ein, dass in der akademischen Debatte immer wieder Stimmen zu vernehmen sind, die eine biologische Geschlechterdifferenz nivellieren oder gleich vollständig leugnen. Sicher, viele Menschen verspüren dieses »Unbehagen der Geschlechter«, über das Judith Butler, die Vordenkerin des zeitgenössischen Feminismus, prominent schrieb. In der Gynäkologie des Wiener Allgemeinen Krankenhauses haben wir schon in den 1990er Jahren gegen einige Widerstände die erste Transgender-Ambulanz Österreichs eröffnet, eine Anlaufstelle für trans Personen. Doch bauen die Methoden, die bei einer Geschlechtsangleichung zum Einsatz kommen, oft grundlegend auf den Erkenntnissen der Gynäkologie auf, also der geschlechterspezifischen Forschung, sowie auf unserem Wissen über Sexualhormone.

Manche Vorschläge, die in der vorgeblich gendersensiblen Öffentlichkeit heute diskutiert werden, wirken aus gynäkologischer Sicht wunderlich. Wenn etwa das Gender Institute der Australian National University Canberra diskutiert, das Wort »Muttermilch« durch »menschliche Milch« zu ersetzen,[196] als wäre damit etwas Ähnliches gemeint wie mit »Kuhmilch« oder »Hafermilch«, dann gilt es gerade diesen begrifflichen Unterschied hervorzukehren: Denn das Wort »Muttermilch« setzt die somatische Koexistenz fort, die neun Monate kultiviert und mit einem permanenten Signalaustausch zwischen dem Kind und einer zweiten Person verbunden war, die seit Urzeiten den Namen »Mutter« trägt, den abzulegen es keinen naturwissenschaftlichen Grund gibt. Und deshalb will auch der Vorschlag der Vorsitzenden der Schweizer Nationalen Ethikkommission im Bereich der Humanmedizin nicht so recht überzeugen, das Wort Mutter im Gesetz durch »Person, die das Kind geboren hat«[197] zu ersetzen.

Während man sonst angesichts der zahlreichen gesellschaftlichen Herausforderungen wie des Klimawandels, der Pandemie oder auch der Rohstoffknappheit die Naturwissenschaft berechtigterweise zu Hilfe ruft, klammert man sie bei der Frage der Geschlechtergleichstellung auf einmal aus und reduziert Männer und Frauen auf das äußere Genital, das ja tatsächlich operativ teilweise ausgetauscht werden kann. Hunderttausende Feinunterschiede zwischen den Geschlechtern werden jedoch übersehen, vielleicht auch deshalb, weil man sie auf den ersten Blick mit freiem Auge nicht wahrnehmen kann.

Vielleicht ist auch unser Fach der Frauenheilkunde nicht ganz unschuldig, dessen Schwerpunkte über Jahrhunderte operative Interventionen (man denke nur an die endemischen Gebärmutterentfernungen) und geburtshilfliche Techniken waren, die intellektuell gehobene gynäkologische Endokrinologie aber nicht nur Stiefkind blieb, sondern im deutschsprachigen Bereich auch viele ihrer Lehrstühle verlor. Dabei hätte das Fach der Gynäkologie in dieser Thematik einen intellektuellen Höhenflug starten können.

Um es kurz zu machen: Die Medizin muss es allen Nivellierungsversuchen zum Trotz wagen, die biologische Unterschiedlichkeit zwischen Frau und Mann zu ergründen. Denn nur dann kann man wirklich gute frauenspezifische Medizin betreiben, und nur dann stößt man auf die biologischen Goldreserven, die Mutter Natur im weiblichen Körper angelegt hat. Diese sind nicht anerzogen, und auch wenn immer mehr Aktivisten versuchen, das Weibliche als reine Konvention, reinen Rollenzwang zu verstehen, entspricht diese Vorstellung nicht dem evolutionären Programm und auch nicht einer holistisch ausgelegten Frauenheilkunde.

Umgekehrt stellt sich auch die Frage, ob Männlichkeit wirklich in vielen Fällen toxisch ist, wie es die heute gebräuchliche Redewendung von der »toxischen Männlichkeit« insinuiert. Denn es gibt sie doch auch, die redlichen Männer, die die Selbstständigkeit ihrer Partnerin anerkennen und sich liebevoll um ihren Nachwuchs kümmern, Männer, auf die man sich gerne verlässt. Vielleicht hilft es in der Debatte, diese guten Charaktereigenschaften öfter zu würdigen. Denn auch so kann die Verfassung der Natur interpretiert werden – und es wäre eine Auslegung vom Feinsten, wenn der Mann das Wunderwerk Frau immer besser versteht und ihm mit bewundernder Zuneigung begegnet. Dazu möge dieses Buch beitragen.

Endnoten

1 https://science.orf.at/stories/3212596/, zul. abger. am 23.5.2022.
2 T. Ding et al. (2021): Potential Influence of Menstrual Status and Sex Hormones on Female Severe Acute Respiratory Syndrome Coronavirus 2 Infection: A Cross-sectional Multicenter Study in Wuhan, China. In: Clinical Infectious Diseases 72 (9): e240–e248.
3 Robert-Koch-Institut (2021): Epidemiologischer Steckbrief zu SARS-CoV-2 und COVID-19. (Hinweis: Der Steckbrief bildet die Datenlage bis November 2021 ab.)
4 L. Mosca et al. (2011): Sex/Gender Differences in Cardiovascular Disease Prevention What a Difference a Decade Makes. In: Circulation 124 (19): 2145–2154.
5 S. L. Klein, K. L. Flanagan (2016): Sex differences in immune responses. In: Nature Reviews Immunology 16: 626–638.
6 A. L. Veenstra van Nieuwenhoven et al. (2003): The immunology of successful pregnancy. In: Human Reproduction Update 9 (4): 347–357.
7 S. Kirchengast, K. Grossschmidt, J. Huber, G. Hauser (1998): Body composition characteristics after menopause. In: Collegium Antropologicum 22 (2): 393–402.
8 K. P. Cosgrove et al. (2007): Evolving knowledge of sex differences in brain structure, function, and chemistry. In: Biological Psychiatry 62: 847–855.
9 D. Haig (2012): Minireview Retroviruses and the Placenta. In: Current Biology 22 (15): R609–R613.
10 P. Sloterdijk (2016): Das Schelling Projekt. Berlin, Suhrkamp.
11 F. Schulz et al. (2017): Giant viruses with an expanded complement of translation system components. In: Science 356 (6333): 82–85.
12 M. Moniruzzaman et al. (2020): Widespread endogenization of giant viruses shapes genomes of green algae. In: Nature 588, 141–145.
13 Ausgebuffte Blattläuse. In: Frankfurter Allgemeine Zeitung, 30. September 2020, Nr. 228: N2.
14 Y. Chen (2020): An aphid RNA transcript migrates systemically within plants and is a virulence factor. In: PNAS 117 (23): 12763–12771.
15 A. Weiberg et al. (2013): Fungal Small RNAs Suppress Plant Immunity by Hijacking Host RNA Interference Pathways. In: Science 342 (6154): 118–123.
16 Z. Li et al. (2016): Coupling of histone methylation and RNA processing by the nuclear mRNA cap-binding complex. Nature Plants 2: 16015 R. T. Chlebowski, G. L. Anderson, A. K. Aragaki et al. (2020): Association of Menopausal Hormone Therapy With Breast Cancer Incidence and Mortality During Long-term Follow-up of the Women's Health. In: Initiative Randomized Clinical Trials 324 (4): 369–380.
17 M. Heide et al. (2020): Human-specific ARHGAP11B increases size and folding of primate neocortex in the fetal marmoset. In: Science 369 (6503): 546 –550.
18 K. O'Donoghue (2008): Fetal microchimerism and maternal health during and after pregnancy. In: Obstetric Medicine 1 (2): 56–64.
19 W. F. N. Chan et al. (2012): Male Microchimerism in the Human Female Brain. In: PLoS One 7 (9): e45592.
20 A. M. Boddy et al. (2015): Fetal microchimerism and maternal health: A review and evolutionary analysis of cooperation and conflict beyond the womb. In: Bioessays 37 (10): 1106–1118.
21 O. Parant et al. (2009): CD34+ cells in maternal placental blood are mainly fetal in origin and express endothelial markers. In: Laboratory Investigation 89 (8): 915–23.
22 S. Nguyen Huu et al. (2007): Maternal neoangiogenesis during pregnancy partly derives from fetal endothelial progenitor cells. In: Proceedings of the National Academy of Sciences of the United States of America 104 (6): 1871–1876.
23 A. Bayes-Genis et al. (2007): Chimerism and microchimerism of the human heart: evidence for cardiac regeneration. In: Nature Clinical Practice Cardiovascular Medicine Suppl. 1: S40–S45.
24 V. K. Gadi (2010): Fetal microchimerism in breast from women with and without breast cancer. In: Breast Cancer Research and Treatment 121 (1): 241–244.
25 V. Cirello (2016): Novel insights into the link between fetal cell microchimerism and maternal cancers. In: Journal of Cancer Research and Clinical Oncology 142 (8): 1697–1704.
26 L. Fugazzola et al. (2011): Fetal microchimerism as an explanation of disease. In: Nature Reviews Endocrinology 7 (2): 89–97.
27 M. Kamper-Jørgensen et al. (2012): Opposite effects of microchimerism on breast and colon cancer. In: European Journal of Cancer 48: 2227–2235.
28 K. Khosrotehrani et al. (2004): Transfer of fetal cells with multilineage potential to maternal tissue. In: JAMA 292: 75–80.
29 V. Cirello et al. (2008): Fetal cell microchimerism in papillary thyroid cancer: a possible role in tumor damage and tissue repair. In: Cancer Research 68 (20): 8482–8428.
30 A. Gibbons (2010): Neandertal Children Developed on the Fast Track. Tooth analysis suggests our close cousins matured faster than we did. In: Science, 15. November 2010.
31 Max-Planck-Gesellschaft (2010): Lange Kindheit ist von Vorteil. Homo sapiens-Kinder entwickeln sich langsamer als früher Neandertaler-Kinder.
32 J. J. Hublin et al. (2007): Dental Perspectives on Human Evolution: State of the art research in dental paleoanthropology. Dordrecht, Springer.
33 European Commission: CORDIS Forschungsergebnisse der EU 2010.
34 D. R. Green et al. (2017): Synchrotron imaging and Markov Chain Monte Carlo reveal tooth mineralization patterns. In: PLoS One 12 (10): e0186391.
35 W. Blaicher, D. Gruber, C. Bieglmayer, A. M. Blaicher, W. Knogler, J. C. Huber (1999): The role of oxytocin in relation to female sexual arousal. In: Gynecologic and Obstetric Investigation 47 (2): 125–126.
36 B. Auyeung et al. (2015): Oxytocin increases eye contact during a real-time, naturalistic social interaction in males with and without autism. In: Translational Psychiatry 5: e507.
37 I. Schneiderman et al. (2012): Oxytocin during the initial stages of romantic attachment: relations to couples' interactive reciprocity. In: Psychoneuroendocrinology 37 (8): 1277–1285.
38 M. Nagasawa et al. (2015): Social evolution. Oxytocin-gaze positive loop and the coevolution of human-dog bonds. In: Science 348 (6232): 333–336. T. Kikusui et al. (2019): Endocrine Regulations in Human-Dog Coexistence through Domestication. In: Trends in Endocrinology and Metabolism 30 (11): 793.
39 Sex ohne Schutz: Jugendliche in Deutschland gehen immer nachlässiger mit dem Thema Verhütung um. Einer aktuellen Studie zufolge gibt es gerade in diesem Bereich viele Irrtümer und Wissenslücken. In: Der Spiegel,12. Mai 2009.
40 A. Dekker, S. Matthiesen (2015): Studentische Sexualität im Wandel: 1966–1981–1996–2012. In: Zeitschrift für Sexualforschung 28 (03): 245–271.
41 M. Kosfeld (2005): Oxytocin increases trust in humans. In: Nature 435 (7042): 673–676.
42 Studie: Eltern können Schulerfolg ihrer Kinder beeinflussen. In: Die Zeit, 20. Juni 2021.
43 ORF sciene, 20. Juni 2021.
44 Frankfurter Allgemeine Zeitung, 19. Juli 2020.
45 https://www.nzz.ch/international/corona-als-motor-fuer-mediensucht-gefaehrliches-gaming-verhalten-ld.1568785, zul. abger. am 23.5.2022.
46 Wenn Kinder zu viel fernsehen. In: Die Welt, 27. April 2006.
47 Die Welt, 27. April 2006.

48 https://gutezitate.com/zitat/200847, zul. abger. am 23.5.2022.
49 A. E. Spiering, T. J. de Vries (2021): Why Females Do Better: The X Chromosomal TLR7 Gene-Dose Effect in COVID-19. https://doi.org/10.3389/fimmu.2021.756262.
50 S. Sun, J. Heitman (2012): Should Y stay or should Y go: the evolution of non-recombining sex chromosomes. In: BioEssays 34 (11), 938–942.
51 Frankfurter Allgemeine Zeitung, 11. März 2020.
52 Z. A. Xirocostas et al. (2020): The sex with the reduced sex chromosome dies earlier: a comparison across the tree of life. https://doi.org/10.1098/rsbl.2019.0867.
53 A. Gemmill et al. (2019): Association of Preterm Births Among US Latina Women With the 2016 Presidential Election. In: JAMA Network Open 2 (7): e197084.
54 SCiNEX (2020): Could the stress of Trump's election win be responsible for fewer boys being born in Canada?
55 The number of boys born in politically liberal areas declined. In: CBC News, 3. März 2020.
56 Konrad Lorenz: Von der Gans aufs Ganze. In: Der Spiegel, 6. November 1988.
57 Ebd.
58 E. H. Chin et al. (2008): Proceedings Juveniles exposed to embryonic corticosterone have enhanced flight performance. In: Proceedings of the Royal Society 276 (1656), 499–505.
59 Stresshormon stärkt Flugmuskeln der Stare. In: Frankfurter Allgemeine Zeitung, 22. Juli 2009, Nr. 167: N2.
60 P. D. Gluckman et al. (2008): Effect of in utero and early-life conditions on adult health and disease. In: The New England Journal of Medicine 359 (1): 61–73.
61 M. Mahmoudzadeh et al. (2013): Syllabic discrimination in premature human infants prior to complete formation of cortical layers. In: Proceedings of the National Academy of Sciences of the United States of America 110 (12): 4846–4851.
62 Spracherkennung beginnt im Mutterleib. In: Frankfurter Allgemeine Zeitung, 27. Februar 2013.
63 E. Partanen et al. (2013): Prenatal music exposure induces long-term neural effects. In: PLoS One 8 (10): e78946.
64 Man muß das Kind nur schaukeln. In: Frankfurter Allgemeine Zeitung, 5. Juni 2005.
65 J. Salzer et al. (2010): Season of birth and multiple sclerosis in Sweden. In: Acta Neurologica Scandinavica. 122 (1): 70–73.
66 F. A. Champagne et al. (2006): Maternal care associated with methylation of the estrogen receptor-alpha1b promoter and estrogen receptor-alpha expression in the medial preoptic area of female offspring. In: Endocrinology 147 (6): 2909–2915.
67 N. Bai, D. Smith (2017): The Mysterious 98%: Scientists Look to Shine Light on Our Dark Genome. Researchers Will Use the Latest Technology to Gain Insights into Human Biology, Diseases. University of California San Francisco.
68 C. Mehring et al. (2019): Augmented manipulation ability in humans with six-fingered hands. In: Nature Communications 10 (1): 2401.
69 L. He (2004): MicroRNAs: small RNAs with a big role in gene regulation. In: Nature Reviews Genetics 5 (7): 522–531.
70 M. Kurita (2018): In vivo reprogramming of wound-resident cells generates skin epithelial tissue. In: Nature 561 (7722): 243–247.
71 E. Benito et al. (2018): RNA-Dependent Intergenerational Inheritance of Enhanced Synaptic Plasticity after Environmental Enrichment. In: Cell Reports 23 (2): 546–554.
72 University of Pennsylvania (2015): Stressed dads affect offspring brain development through sperm microRNA. In: ScienceDaily, 19. Oktober 2015.
73 J. Stephenson (2018): Before the beginning: nutrition and lifestyle in the preconception period and its importance for future health. In: Lancet 391 (10132): 1830–1841.
74 M. Osten (2003): Alles veloziferisch oder Goethes Entdeckung der Langsamkeit. Zur Modernität eines Klassikers im 21. Jahrhundert. Insel Verlag, Frankfurt am Main/Leipzig.
75 M. Osten (2021): Die Welt »ein großes Hospital« – Goethe und die Erziehung des Menschen zum »humanen Krankenwärter«. Wallstein-Verlag, Göttingen.
76 Günter Gödde et al. (Hg., 2016): Nietzsche und die Lebenskunst: Ein philosophisch-psychologisches Kompendium. J. B. Metzler Verlag, Stuttgart.
77 P. Sloterdijk (2016): Was geschah im 20. Jahrhundert? Unterwegs zu einer Kritik der extremistischen Vernunft. Suhrkamp, Berlin.
78 P. Sloterdijk (2020): Von der Kunst, den Menschen in die Reserve zu locken. In: Die Zeit, 2. Dezember 2020.
79 Änderung durch Aussterben. In: Frankfurter Allgemeine Sonntagszeitung, 25. Oktober 2020.
80 J. Huber, W. Thirring (2011): Baupläne der Schöpfung: Hat die Welt einen Architekten? Seifert, Wien.
81 T. W. Lyons et al. (2014): The rise of oxygen in Earth's early ocean and atmosphere. In: Nature 506: 307–315.
82 X. J. Chen (2005): The organization and inheritance of the mitochondrial genome. In: Nature Reviews Genetics 6 (11): 815–825.
83 Vererbung: Mutters Fluch lastet auf männlichem Erbgut. In: Spectrum, 13. Mai 2011.
84 M. Sato, K. Sato (2012): Maternal inheritance of mitochondrial DNA: degradation of paternal mitochondria by allogeneic organelle autophagy, allophagy. In: Autophagy 8 (3): 424–425.
85 Spezialfall Mensch. In: Frankfurter Allgemeine Zeitung, 22. Januar 2020, Nr. 18: N1.
86 M. Heide et al. (2020): Human-specific ARHGAP11B increases size and folding of primate neocortex in the fetal marmoset. In: Science 369 (6503): 546–550.
87 T. Namba et al. (2021): Metabolic Regulation of Neocortical Expansion in Development and Evolution. In: Neuron 109 (3): 408–419.
88 Future of Humanity Institute (2008): Global catastrophic risk survey. Oxford.
89 J. S. Fleck et al. (2021): Resolving organoid brain region identities by mapping single-cell genomic data to reference atlases. In: Cell Stem Cell 28 (6): 1148–1159.
90 J. K. William et al. (1998): Estrogens, progestins, and coronary artery reactivity in atherosclerotic monkeys. In: The Journal of Steroid Biochemistry and Molecular Biology 65 (1–6): 219–224.
91 T. Hayashi et al. (1997): Effect of Estrogen on Isoforms of Nitric Oxide Synthase: Possible Mechanism of Anti-Atherosclerotic Effect of Estrogen. In: Gerontology 43: 24–34.
92 S. M. Sladek et al. (1997): Nitric oxide and pregnancy. In: American Journal of Physiology 272 (2.2): R441–63.
93 F. Lisi et al. (2021): Nitric Oxide to Fight Viral Infections. In: Advanced Science 8 (7): 2003–2895.
94 L. Newson (2018): Menopause and cardiovascular disease. In: Post Reproductive Health 24 (1): 44–49.
95 M. O. Sator, E. A. Joura, T. Golaszewski, D. Gruber, P. Frigo, M. Metka, A. Hommer, J. C. Huber (1998): Treatment of menopausal keratoconjunctivitis sicca with topical oestradiol. In: British Journal of Obstetrics and Gynaecology 105 (1): 100–102.
96 C. Worda, J. Nepp, J. C. Huber, M. O. Sator (2001): Treatment of keratoconjunctivitis sicca with topical androgen. In: Maturitas 37 (3): 209–212.
97 M. O. Sator et al. (1996) : Hormonal influences on intraocular pressure. In: Lancet 348 (9029): 7.
98 J. Lekakis et al. (1998): Short-term estrogen administration improves abnormal endothelial function in women with systemic sclerosis and Raynaud's phenomenon. In: American Heart Journal 136 (5): 905–912.
99 C. M. Dieli-Conwright (2010): Hormone replacement therapy and messenger RNA expression of estrogen receptor coregulators after exercise in postmenopausal women. In: Medicine & Science in Sports & Exercise 42 (3): 422–429.
100 IMS Health, VIP.
101 J. S. Lee et al. (2013): Independent association between age at natural menopause and hypercholesterolemia, hypertension, and diabetes mellitus: Japan nurses' health study. In: Journal of Atherosclerosis and Thrombosis 20 (2): 161–169.
102 Laufend Barrieren einreißen. In: Frankfurter Allgemeine Zeitung, September 2011.
103 Ohne sie würden wir heute nicht über Gender reden: Wer ist eigentlich Judith Butler? In: Neue Zürcher Zeitung, 16. Juni 2021.

104 Der Zwang zum Gendern schadet allen. In: NZZ DER ANDERE BLICK, 14. Juli 2021.
105 S. Welle (2008): Sex-related differences in gene expression in human skeletal muscle. In: PLoS One 3 (1): e1385.
106 J.-F. Louet et al. (2004): Antidiabetic actions of estrogen: insight from human and genetic mouse models. In: Current Atherosclerosis Reports 6 (3): 180–185.
107 J. Langfort (2010): Testosterone affects hormone-sensitive lipase (HSL) activity and lipid metabolism in the left ventricle. In: Biochemical and Biophysical Research Communications 399 (4): 670–676.
108 T. Oosthuyse, A. N Bosch (2010): The effect of the menstrual cycle on exercise metabolism: implications for exercise performance in eumenorrhoeic women. In: Sports Medicine 40 (3): 207–227.
109 S. Welle (2008): Sex-related differences in gene expression in human skeletal muscle. In: PLoS One 3 (1): e1385.
110 Y. Li (2020): Healthy lifestyle and life expectancy free of cancer, cardiovascular disease, and type 2 diabetes: prospective cohort study. In: BMJ 368: l6669.
111 Der erste Marathon ist schon die Verjüngungskur. In: Frankfurter Allgemeine Zeitung, 22. Januar 2020, Nr. 18: N2.
112 Ebd.
113 A. N Bhuva et al. (2020): Training for a First-Time Marathon Reverses Age-Related Aortic Stiffening. In: Journal of the American College of Cardiology 75 (1): 60–71.
114 Frankfurter Allgemeine Zeitung, 22. Januar 2020, Nr. 18: N2.
115 T. C. Brennan-Speranza, A. D. Conigrave (2015) : Osteocalcin: an osteoblast-derived polypeptide hormone that modulates whole body energy metabolism. In: Calcified Tissue International 96 (1): 1–10.
116 C. Stecco et al. (2011): The fascia: the forgotten structure. In: Italian Journal of Anatomy and Embryology 116 (3): 127–138.
117 M. Vita et al. (2019): Influence of female hormones on fascia elasticity: An elastography study. In: Clinical Anatomy 32 (7): 941–947.
118 J. Tomaszewski et al. (2003): [Effect of 17 beta-estradiol and phytoestrogen daidzein on the proliferation of pubocervical fascia and skin fibroblasts derived from women suffering from stress urinary incontinence]. In: Ginekologia Polska 74 (10): 1410–1414.
119 C. Fede et al. (2016): Expression of the Endocannabinoid Receptors in Human Fascial Tissue. In: European Journal of Histochemistry 60 (2): 2643.
120 J. E. Schjenken, S. A. Robertson (2014): Seminal fluid and immune adaptation for pregnancy--comparative biology in mammalian species. In: Reproduction in Domestic Animals 49 (3): 27–36.
121 D. Muñoz-Espín et al. (2013): Programmed cell senescence during mammalian embryonic development. In: Cell 155 (5): 1104–1118.
122 D. M. Duffy (2019): Ovulation: Parallels With Inflammatory Processes. In: Endocrine Reviews 40 (2): 369–416.
123 S. Oertelt-Prigione (2012): Immunology and the menstrual cycle. In: Autoimmunity Reviews 11 (6–7): A486–A492.
124 S. T. Ngo et al. (2014): Gender differences in autoimmune disease. In: Frontiers in Neuroendocrinology 35 (3): 347–369.
125 L. Chiovato (1993): Thyroid autoimmunity and female gender. In: Journal of Endocrinological Investigation 16 (5): 384–391.
126 M. Gerosa (2008): Rheumatoid arthritis: a female challenge. In: Womens Health 4 (2): 195–201.
127 M. Mendibe Bilbao (2019): Multiple sclerosis: Pregnancy and women's health issues. In: Neurologia 34 (4): 259–269.
128 T. Ding, J. Zhang (2021): Potential Influence of Menstrual Status and Sex Hormones on Female Severe Acute Respiratory Syndrome. In: Clinical Infectious Diseases 72 (9): e240–e248.
129 E. J Rubin et al. (2021): Interleukin-6 Receptor Inhibition in Covid-19 - Cooling the Inflammatory Soup. In: The New England Journal of Medicine 384 (16): 1564–1565.
130 M. Wadman (2020): Why obesity worsens COVID-19. In: Science 369 (6509): 1280–1281.
131 C. Foresta et al. (2021): Gender susceptibility to COVID-19: a review of the putative role of sex hormones and X chromosome. In: Journal of Endocrinological Investigation 44 (5): 951–956.
132 J. A. Aguilar-Pineda et al. (2021): Structural and Functional Analysis of Female Sex Hormones against SARS-CoV-2 Cell Entry. In: International Journal of Molecular Sciences 22 (21): 11508.
133 E. J. Lenze et al. (2020): Fluvoxamine vs Placebo and Clinical Deterioration in Outpatients With Symptomatic COVID-19: A Randomized Clinical Trial. In: JAMA 324 (22): 2292–2300.
134 G. Pinna (2021): Sex and COVID-19: A Protective Role for Reproductive Steroids. In: Trends in Endocrinology and Metabolism 32 (1): 3–6.
135 N. Sharifi, C. J Ryan (2020): Androgen hazards with COVID-19. In: Endocrine-Related Cancer 27 (6): E1–E3.
136 N. Sabharwal, N. Sharifi (2019): HSD3B1 Genotypes Conferring Adrenal-Restrictive and Adrenal-Permissive Phenotypes in Prostate Cancer and Beyond. In: Endocrinology 160 (9): 2180–2188.
137 A. Mantovani, M. G. Netea (2020) : Trained Innate Immunity, Epigenetics, and Covid-19. In: The New England Journal of Medicine 383 (11): 1078–1080.
138 C. Iliades (2010): Is There a Price to Pay for Promiscuity? In: Everyday Health, 15. Juli 2010.
139 P. M. Kappeler (2012): Verhaltensbiologie. Springer, Berlin.
140 B. Goldman (2013): In men, high testosterone can mean weakened immune response, study finds. In: https://med.stanford.edu/news/all-news/2013/12/in-men-high-testosterone-can-mean-weakened-immune-response-study-finds.html.
141 H.-H. Shen (2021): Ovarian hormones-autophagy-immunity axis in menstruation and endometriosis. In: Theranostics 11 (7): 3512–3526.
142 Y. Su et al. (2020): Endometrial autophagy is essential for embryo implantation during early pregnancy. In: Journal of Molecular Medicine 98 (4): 555–567.
143 A. Amin (2020): Amyotrophic Lateral Sclerosis and Autophagy: Dysfunction and Therapeutic Targeting. In: Cells 9 (11): 2413.
144 S. Yang (2019): Role of Endometrial Autophagy in Physiological and Pathophysiological Processes. In: Cancer 10 (15): 3459–3471.
145 H. O. D. Critchley (2020): Physiology of the Endometrium and Regulation of Menstruation. In: Physiological Reviews 100: 1149–1179.
146 J. Zhou (2019): Autophagy in Ovarian Follicular Development and Atresia. In: International Journal of Biological Sciences 15 (4): 726–737.
147 L. L. Zhu (2012): Blocking antibody to the beta-subunit of FSH prevents bone loss by inhibiting bone resorption and stimulating bone synthesis. In: Proceedings of the National Academy of Sciences of the United States of America 109 (36): 14574–14579.
148 V. N. Tedjawirja (2021): A Novel Hypothesis: A Role for Follicle Stimulating Hormone in Abdominal Aortic Aneurysm Development in Postmenopausal Women. In: Frontiers in Endocrinology 12: 726.
149 Z. M. Qian, Y. Ke (2019): Brain iron transport. In: Biological reviews of the Cambridge Philosophical Society 94 (5): 1672–1684.
150 R. de Cabo, M. P. Mattson (2019) : Effects of Intermittent Fasting on Health, Aging, and Disease. In: The New England Journal of Medicine 381 (26): 2541–2551.
151 Tim S. Nawrot (2004): Telomere length and possible link to X chromosome. In: The Lancet 363 (9408): 507–510.
152 S. Bayne et al. (2007): Potential roles for estrogen regulation of telomerase activity in aging. In: Annals of the New York Academy of Sciences 1114: 48–55.
153 G. A.Ulaner, L. C.Giudice (1997): Developmental regulation of telomerase activity in human fetal tissues during gestation. Molecular Human Reproduction 3 (9): 769–773.
154 W. S. Browner et al. (2004): The genetics of human longevity. In: American Journal of Medicine 117 (11): 851–860.

155 J. K. Griffith et al. (1999): Reduced telomere DNA content is correlated with genomic instability and metastasis in invasive human breast carcinoma. In: Breast Cancer Research and Treatment 54: 59–64.
156 R. Gertler et al. (2004): Telomere length and human telomerase reverse transcriptase expression as markers for progression and prognosis of colorectal carcinoma. In: Journal of Clinical Oncology 22: 1807–1814.
157 E. H. Blackburn (2000): Telomere states and cell fates. In: Nature 408: 53–56.
158 N. P. Weng et al. (1996): Regulated expression of telomerase activity in human T lymphocyte development and activation. In: Journal of Experimental Medicine 183: 2471–2479.
159 J. P. Gardner et al. (2005): Rise in insulin resistance is associated with escalated telomere attrition. In: Circulation 111: 2171–2177.
160 J. Brent Richards (2007): Higher serum vitamin D concentrations are associated with longer leukocyte telomere length in women. In: American Journal of Clinical Nutrition 86 (5): 1420–1425.
161 N. Y. Min et al. (2012): Selective death of cancer cells by preferential induction of reactive oxygen species in response to (-)-epigallocatechin-3-gallate. In: Biochemical and Biophysical Research Communications 421 (1): 91–97.
162 I. D. Strazhesko (2016): Atorvastatin Therapy Modulates Telomerase Activity in Patients Free of Atherosclerotic Cardiovascular Diseases. In: Frontiers in Pharmacology 7: 347.
163 M. Barton (2013): Cholesterol and atherosclerosis: modulation by oestrogen. In: Current Opinion in Lipidology 24 (3): 214–220.
164 E. S. Epel et al. (2004): Accelerated telomere shortening in response to life stress. In: Proceedings of the National Academy of Sciences of the United States of America 101: 17312–17315.
165 C. Matthews et al. (2006): Vascular smooth muscle cells undergo telomere-based senescence in human atherosclerosis: effects of telomerase and oxidative stress. In: Circulation Research 99: 156–164.
166 M. J. Sampson et al. (2006): Monocyte telomere shortening and oxidative DNA damage in type 2 diabetes. In: Diabetes Care 29: 283–289.
167 A. F. Pasini et al. (2007): Enhanced levels of oxidized low-density lipoprotein prime monocytes to cytokine overproduction via upregulation of CD14 and toll-like receptor 4 in unstable angina. In: Arteriosclerosis, Thrombosis, and Vascular Biology 27: 1991–1997.
168 S. Sapre (2014): Lifestyle and dietary factors determine age at natural menopause. In: Journal of Mid-Life Health 5 (1): 3–5.
169 T. Shingo et al. (2003): Pregnancy-stimulated neurogenesis in the adult female forebrain mediated by prolactin. In: Science 299 (5603): 117–120.
170 L. Melton (2001): What can sex hormones do for the damaged brain? In: Lancet 358 (9284): 818.
171 H. L. Koenig (1995): Progesterone synthesis and myelin formation by Schwann cells. In: Science 268 (5216): 1500–1503.
172 R. Guennoun (2020): Progesterone in the Brain: Hormone, Neurosteroid and Neuroprotectant. In: International Journal of Molecular Sciences 21 (15): 5271.
173 IMS health, VIP.
174 W. S. Carl et al. (2015): Perimenopausal hormone therapy is associated with regional sparing of the CA1 subfield: a HUNT MRI study. Observational Study. In: Neurobiology of Aging 36 (9): 2555–2562.
175 Emma Freud 58 feard she had Alzheimers's when menopause caused humiliating brain fog. In: MAIL ONLINE, 14. Oktober 2020.
176 S. M. de la Monte (2014): Type 3 diabetes is sporadic Alzheimers disease: mini-review. In: European Neuropsychopharmacology 24 (12): 1954–1960.
177 L. L. Zhu (2010): PGC-1alpha coactivates estrogen-related receptor-alpha to induce the expression of glucokinase. In: American Journal of Physiology-Endocrinology and Metabolism 298 (6): E1210–E1218.
178 J. E. Manson (2016): Menopause Management--Getting Clinical Care Back on Track. In: The New England Journal of Medicine 374 (9): 803–806.
179 G. Zhang et al. (2013): Hypothalamic programming of systemic ageing involving IKK-beta, NF-kappaB and GnRH. In: Nature 497 (7448): 211–216.
180 Geist auf Entzug. In: Frankfurter Allgemeine Zeitung, 18. Dezember 2019.
181 A. C. Stahn et al. (2019): Brain Changes in Response to Long Antarctic Expeditions. In: New England Journal of Medicine 381 (23): 2273–2275.
182 W. Sun et al. (2018): Cold-induced epigenetic programming of the sperm enhances brown adipose tissue activity in the offspring. In: Nature Medicine 24 (9): 1372–1383.
183 A. Fenzl (2014): Brown adipose tissue and thermogenesis. In: Hormone Molecular Biology and Clinical Investigation 19 (1): 25–37.
184 C. H. Sponton, S. Kajimura (2017): Burning Fat and Building Bone by FSH Blockade. In: Cell Metabolism 26 (2): 285–287.
185 Pflanzenphysiologie: Wachstum statt Stress und Sonnenbrand. In: Frankfurter Allgemeine Zeitung, 21. April 2020.
186 N. K. Lee (2007): Endocrine regulation of energy metabolism by the skeleton. In: Cell 130 (3): 456–469.
187 S. R. Mayack, A. J. Wagers (2008): Osteolineage niche cells initiate hematopoietic stem cell mobilization. In: Blood 112 (3): 519–531.
188 H. R. Heo (2015): Hormonal regulation of hematopoietic stem cells and their niche: a focus on estrogen. In: International Journal of Stem Cells 8 (1): 18–23.
189 Solange das Blut fließt. In: Frankfurter Allgemeine Zeitung, 30. April 2014.
190 P. Leiner (2020): Warum manche mit 110 Jahren noch gesund sind. In: Geriatrie-Report 15: 38.
191 Noel M Caplice (2003): Stem cells to repair the heart: a clinical perspective. In: Circulation Research 92 (1): 6–8.
192 F. Quaini (2002): Chimerism of the Transplanted. In: The New England Journal of Medicine 346: 5–15.
193 M. H. Schweitzer et al. (2005): Gender-specific reproductive tissue in ratites and Tyrannosaurus rex. In: Science 308 (5727): 1456–1460.
194 A. M. Mitchell et al. (2017): Fetal sex is associated with maternal stimulated cytokine production, but not serum cytokine levels, in human pregnancy. In: Brain, Behavior and Immunity 60: 32–37.
195 G. Cao et al. (2009): Parathyroid Hormone Contributes to Regulating Milk Calcium Content and Modulates Neonatal Bone Formation Cooperatively with Calcium. In: Endocrinology 150 (2): 561–569.
196 https://www.stern.de/familie/leben/australische-akademiker-wollen-die-begriffe-mutter-und-vater-erweitern-30381560.html, zul. abger. am 23.5.2022.
197 https://www.srf.ch/kultur/gesellschaft-religion/das-geschlecht-im-recht-welche-folgen-haette-die-abschaffung-von-mann-und-frau, zul. abger. am 23.5.2022.

Impressum

Postfach 860366, 81630 München

GRÄFE UND UNZER

EDITION

Gräfe und Unzer ist eine eingetragene Marke der GRÄFE UND UNZER VERLAG GmbH, www.gu.de

ISBN 978-3-8338-8203-6
1. Auflage 2022

Lektorat: Dr. Arnold Klaffenböck
Korrektorat: Mag. Dr. Melanie Knünz
Covergestaltung: ki36 Editorial Design, München, Daniela Hofner
Umschlagfoto: akg-images
Herstellung: Markus Plötz
Innenlayout: ki36 Editorial Design, München, Sabine Skrobek
Satz: Björn Fremgen, KONTRASTE
Reproduktion: Repro Ludwig, Zell am See
Druck und Bindung: aprinta GmbH, Wemding

Bildnachweis:
Illustration an den Kapitelanfängen: iStockPhoto: Irina Shisterova; S. 10: shutterstock: Philip Lange; S. 20: shutterstock: Philip Lange; S. 48: stock.adobe.com: Mauro Rodrigues; S. 70: shutterstock: Denis Kornilov; S. 82: shutterstock: Kozlik; S. 98: shutterstock: marina_eno1; S. 116: shutterstock: Gilmanshin; S. 132: Stocksy: Yanislav Danylchenko; S. 154: shutterstock: Kamira; S. 166: shutterstock: Gilmanshin

Umwelthinweis:
Dieses Buch ist auf PEFC-zertifiziertem Papier gedruckt. PEFC garantiert, dass Holz- und Papierprodukte aus nachhaltig bewirtschafteten Wäldern stammen.

Wichtiger Hinweis:
Die Informationen in diesem Buch stellen die Erfahrungen und die Meinung des Autors dar. Sie wurden von ihm nach bestem Wissen erstellt und mit größtmöglicher Sorgfalt geprüft. Sie bieten jedoch keinen Ersatz für persönlichen kompetenten medizinischen Rat. Weder der Autor noch der Verlag können für eventuelle Nachteile oder Schäden, die aus den im Buch gegebenen praktischen Hinweisen resultieren, eine Haftung übernehmen.

Die GU-Homepage finden Sie unter www.gu.de

GRÄFE UND UNZER

Ein Unternehmen der
GANSKE VERLAGSGRUPPE